Massimo Recalcati e Uberto Zuccardi Merli

Anoressia, bulimia e obesità

Bollati Boringhieri

Prima edizione giugno 2006

Stampato in Italia dalla Litografia «Il Mettifoglio» di Torino
ISBN 88-339-1705-3

Schema grafico della copertina di Pierluigi Cerri

www.bollatiboringhieri.it

Anoressia, bulimia e obesità

Introduzione

L'anoressia e la bulimia sono l'oggetto privilegiato di questo libro. Tutti le conoscono e tanti ne soffrono; hanno invaso la società e devastato la vita di molte donne. Si tratta di sofferenze che conservano gelosamente i loro segreti, sfuggendo dalle mani di chi vuole curarle, costringerle alla resa, piegarle alle pratiche alimentari che consideriamo normali. E l'obesità? L'obesità non è una malattia delle donne, ma è trasversale rispetto ai sessi. La sua diffusione epidemica, nell'infanzia come nella vita adulta, è divenuta ormai una piaga sociale dell'Occidente. In fondo siamo tutti obesi, tutti riempiti sino a soffocare dalla girandola di oggetti che l'Altro del mercato ci mette continuamente a disposizione; tutti presi da troppo godimento e immersi in uno spazio saturo di cose che preclude la mancanza come sorgente del desiderio e della creazione. Nell'obesità patologica è proprio questa dimensione di intasamento della mancanza che si manifesta in tutta la sua drammaticità.

Curare un'anoressica-bulimica o un soggetto obeso significa davvero normalizzare il loro appetito? È questo l'obiettivo di una cura? Fare mangiare, fare mangiare normalmente evitando gli eccessi, interrompere il ciclo infernale delle abbuffate e del vomito? Una cura è davvero un raddrizzamento ortopedico di un eccesso alimentare

– in meno o in più – che scompagina la normalità? E cosa sarebbe allora un'alimentazione normale? Ma davvero gli esseri umani ricercano l'equilibrio della normalità – la mezza porzione consigliata recentemente da un ministro della repubblica – oppure in essi, come la psicoanalisi invita a pensare, c'è una spinta a godere che oltrepassa le cornici tranquillizzanti del giusto equilibrio?

La psicoanalisi non ha scelto la via della normalità come criterio della felicità, ma quella della particolarità. Ciascuno deve riuscire a trovare la propria giusta misura, il proprio grado di felicità. Dunque una cura non si può mai limitare a riadattare un soggetto alla buona norma, a un rapporto equilibrato con la realtà. E questo vale anche per i cosiddetti disturbi dell'alimentazione. Certamente un'anoressia che porta il soggetto alle soglie della morte o una bulimia che invade la sua vita condizionandola pesantemente in una dipendenza ossessionata dal cibo, ci impongono di ridurre questa invasione di un godimento maledetto, eccessivo, che distrugge anziché potenziare la vita.

Parlare dell'anoressia-bulimia è difficile tanto quanto curarla, perché ciò che la determina cambia da donna a donna, non è mai simile e si occulta dietro l'apparenza di una sindrome che sembra uguale per tutte e che ruota monotonamente attorno a un unico motivo: il valzer drammatico del cibo e del corpo. Tutte uguali le anoressiche e le bulimiche davanti al cibo e nei loro rituali, ma tutte diverse nelle pieghe intime delle loro esistenze particolari.

Una sola bussola ci guida nell'oscurità di questa malattia epidemica, un solo dato emerge con chiarezza: si tratta di una sofferenza del femminile. Si ammalano quasi solamente le donne, accompagnate da una piccolissima percentuale di uomini. È veramente raro trovare una forma di sofferenza, psicologica o fisica, interamente a carico di un sesso: l'anoressia e la bulimia in questo senso sono fenomeni assolutamente fuori dall'ordinario, non solo perché cancellano ogni principio alimentare, ma soprattutto perché si manifestano in una sola parte dell'umanità. Gli attori sulla scena sono due: una donna e il cibo. Una donna che divora il cibo o che lo rifiuta. O che fa entrambe le cose a fasi alterne lungo gli anni. È una scena che si ripete infinite volte e può durare decenni. Un circolo chiuso che ipnotizza chi lo vive e chi lo osserva, generando angoscia e impotenza in chi tenta di porvi rimedio.

Per cercare di rispondere alle domande che sorgono spontanee intorno agli enigmi dell'anoressia-bulimia, crediamo sia però essenziale distogliere lo sguardo dal dramma alimentare e concentrare l'attenzione sull'essere della donna. Pensiamo che questa manovra sia la prima cosa da fare quando ci si vuole occupare della cura o della ricerca della genesi dell'anoressia-bulimia. Ed è ciò che facemmo all'inizio, quando cominciammo a occuparci di giovani donne ammalate gravemente. Rispettammo l'anoressia-bulimia, le persone che ne soffrivano, senza giudicarle; semplicemente ascoltammo ciò che si nascondeva nei loro cuori. Grazie alla nostra formazione psicoanalitica, ci liberammo da ogni desiderio di risolvere il problema alimentare che occupava le giornate e il discorso delle donne che si rivolgevano a noi e le invitammo a parlare d'altro, della loro vita e di ciò che poteva costituire per loro un motivo di sofferenza più profondo, più legato alla sfera delle relazioni affettive. Spostammo il discorso dallo stomaco al cuore. Questa scelta di concentrare l'attenzione su tematiche non alimentari, privilegiando l'uso della parola e della memoria rispetto all'intervento esclusivamente medico-dietetico o psichiatrico-farmacologico, non ci fece però mai dimenticare che il corpo nell'anoressia-bulimia può morire e che esiste un limite oltre il quale la persona non può che ricorrere alle cure mediche per salvare la propria vita. Ma offrire uno spazio di ascolto dove poter dare parola ai pesi che gravavano sulle spalle delle pazienti anoressico-bulimiche ebbe effetti curativi di grande efficacia. Soprattutto, ci permise di capire alcune cose sulla sofferenza femminile. Le prime parole e le successive articolazioni più profonde dei loro problemi ruotavano attorno a una serie di tematiche essenziali che contribuirono a disegnare una modalità tutta femminile di mettersi in relazione con i genitori, con il corpo e la sua immagine pubblica e privata, con il campo dell'amore e della sessualità, con il cibo e con l'ideale della bellezza.

La complessità del mondo femminile e i suoi punti di fragilità erano forse alla radice della malattia alimentare alla quale tutte le pazienti sembravano misteriosamente legate? Che significato aveva e a cosa serviva alla persona coinvolta il digiunare o l'abbuffarsi? Che contributo dava al diffondersi epidemico della malattia lo stereotipo incalzante della magrezza come misura universale della bellezza? Potevamo cercare di capire e curare per vie nuove l'anoressia-bulimia a partire non tanto dal rapporto disturbato con il cibo ma includendo il sintomo alimentare nelle questioni essenziali del femminile?

Questa fu ed è una linea guida della nostra riflessione sull'anoressia-bulimia: *si tratta di una malattia dell'amore e non dell'appetito, si tratta di una malattia delle donne*. Nondimeno questa linea guida s'interseca almeno con altre due. Innanzitutto con l'idea che la diffusione epidemica attuale dell'anoressia-bulimia implichi un cambiamento profondo nel programma della civiltà contemporanea. L'immagine e il consumo illimitato dell'oggetto sono miti sostenuti dal discorso del capitalista che regola attualmente i legami sociali. Anoressia e bulimia, patologie dell'immagine e del consumo, sono in questo senso malattie contemporanee. L'altra linea guida concerne invece un certo declino della funzione paterna nelle società occidentali. Questo declino investe non solo i padri reali, e dunque la figura psicologica del padre, ma la sua funzione simbolica, ovvero la funzione orientativa dell'ideale nella formazione dell'individuo. Oggi questo ruolo sembra smarrito e scompaginato dall'affermazione incontrastata della potenza seduttiva dell'oggetto di godimento. L'Altro sociale sembra offrire le sue merci illimitatamente non essendo più contrastato da un principio educativo in grado di sostenere la virtù benefica del limite. Si tratta di un Altro che è necessario paradossalmente riuscire a «svezzare», per consentire di recuperare la particolarità del soggetto sommersa nell'anonimato del consumo di massa.

Nel corso di questi anni di ricerca teorica e di pratica clinica abbiamo raggiunto alcune convinzioni intorno ai cosiddetti disturbi alimentari che vorremmo poter condividere con chi desidera saperne di più o ne è direttamente o indirettamente coinvolto. Con questo libro abbiamo cercato di rispondere, in un linguaggio chiaro e accessibile a tutti, a una serie di domande selezionate tra quelle che abitualmente ci vengono rivolte nel contesto della nostra attività di divulgazione e di insegnamento. Si tratta dei quesiti fondamentali che l'anoressia-bulimia e l'obesità pongono non solo al clinico ma anche al soggetto che ne soffre e ai suoi familiari. Quale rapporto c'è tra anoressia, bulimia e obesità? Quali sono i problemi sottesi alla loro diagnosi differenziale? Quali sono le cause e il loro significato esistenziale? Perché l'anoressia-bulimia è una patologia femminile? Qual è la cura e come orientarsi nelle sue difficoltà? Cosa fare con i familiari e con la loro angoscia? Quali rapporti vi sono tra questi disagi e la società contemporanea con i suoi miti e le sue illusioni?

Ne è risultata una conversazione a tutto campo, finalizzata a esplorare una tra le forme più diffuse e scabrose del disagio contemporaneo, una malattia che, sebbene sia attualmente uscita dalla clandestinità, resta di difficile comprensione e sulla quale circolano ancora troppe approssimazioni.

M. R. e U. Z. M.

L'anoressia, la bulimia e l'obesità sono vere e proprie piaghe sociali della nostra epoca. Quali sono le ragioni di fondo di questa nuova forma di epidemia?

M.R. Il disagio della civiltà contemporaneo non è più quello descritto da Freud. I tempi sono cambiati, ed è innanzitutto cambiato l'imperativo sociale che regola il programma della civiltà contemporanea rispetto a quello che regolava il programma della civiltà vittoriana. Nel 1929 Freud pubblicava il saggio *Il disagio della civiltà*, nel quale si interrogava sulle ragioni dell'infelicità umana. Tra queste egli menzionava il programma della civiltà, il quale richiede una necessaria rinuncia al soddisfacimento immediato delle proprie esigenze pulsionali. Essere nella civiltà impone infatti un limite ai nostri moti più egoistici. Nessuno può fare ciò che vuole senza tener conto dell'esistenza di norme, leggi, limiti, insomma di tutti quei binari che la civiltà traccia e dentro i quali la vita di una comunità può svolgersi. Per Freud la civiltà era fonte di un disagio insopprimibile perché implicava un conflitto inevitabile tra le esigenze individualistiche della pulsione e i limiti imposti dalla realtà sociale. Tra questi due programmi – quello individuale della pulsione e quello sociale della civiltà – non era possibile trovare un'armonia. Dunque la condizione per essere ammessi al programma della civiltà, la condizione dell'incivilimento dell'animale umano, implicava una rinuncia parziale al programma della pulsione. L'uomo civile era cioè obbligato a indossare i panni morali della rinuncia al proprio soddisfacimento immediato. In cambio egli otteneva il diritto di cittadinanza, l'appartenenza alla comunità umana. È importante avere presente che *l'imperativo sociale che per Freud orientava il programma della civiltà era quello morale del dovere*: «Per essere civile devi rinunciare all'animale, devi rinunciare all'appagamento senza freni delle tue pulsioni!»

Se consideriamo invece l'imperativo sociale che predomina oggi, ci troviamo di fronte a una grande e inaudita trasformazione: *l'attuale programma della civiltà non esige affatto la rinuncia al soddisfacimento immediato, ma lo incentiva, lo comanda, lo richiede*. L'imperativo del dovere è stato sostituito con l'imperativo del *godimento come dovere*. È quello che un giovane cantautore ha reso recentemente celebre nella figura del «tunnel del divertimento». In altre parole, l'imperativo sociale dominante oggi non è più quello morale del dovere ma quello libertino del godere o, meglio, del dover godere, del godere come una nuova forma paradossale di dovere. In questo senso, oggi, al centro del discorso della civiltà non c'è più la funzione guida dell'ideale – funzione che giustifica per esempio la rinuncia al godimento immediato in cambio di un progetto esistenziale più ampio, ideale appunto –, ma la spinta generalizzata al godimento, al consumo di oggetti di godimento che il mercato offre in modo illimitato e globalizzato.

La bulimia e l'obesità illustrano in modo inquietante questo nuovo primato dell'oggetto di consumo. Mangiare tutto, vivere per mangiare, per consumare, senza però mai raggiungere un senso genuino di sazietà è in effetti la condizione di fondo del soggetto cosiddetto postmoderno. Si tratta di uno stato di bulimia e di obesità generalizzato. Consumare senza trattenere nulla di ciò che si consuma, vivere in costante accelerazione, tritare tutto, moltiplicare le esperienze senza più essere in grado di apprezzarle né distinguerle, essere schiavi del fascino ipnotico delle marche e dei gadget e, infine, verificare drammaticamente, come un re Mida al rovescio, come tutto questo oro che sembra rivestire l'oggetto di godimento si trasformi in fango, così come nella bulimia il cibo ingurgitato si trasforma in vomito.

Più precisamente, la nostra è l'epoca dove si compie una particolare metamorfosi: *la metamorfosi della mancanza in vuoto*. Ma la mancanza è ciò che costituisce l'essere umano come tale. La nostra esistenza non è infatti mai qualcosa di compiuto, non è un'identità che riposa tranquillamente su se stessa. Al contrario, l'esistenza è inquietudine, instabilità, mancanza appunto. Nondimeno, questa mancanza è l'occasione che ciascuno di noi ha per far sorgere il proprio desiderio, per renderlo creativo, capace di realizzazione. Infatti, la condizione di ogni atto creativo è che vi sia una mancanza in grado di generare un desiderio nuovo. Se questa mancanza viene resa impossibile, se manca, ogni creazione e ogni esperienza di desiderio diventano a loro volta impossibili.

La metamorfosi di cui parliamo in riferimento alla nostra epoca consiste precisamente nel ridurre questa mancanza, che è la stoffa stessa della realtà umana, a un vuoto localizzato, ovvero a un contenitore che può essere riempito. È l'esempio che ci fornisce l'obesità, la quale in effetti riduce la mancanza dell'esistenza al vuoto anatomico dello stomaco che esige costantemente di essere riempito. Questa metamorfosi finisce per spegnere il desiderio che sorge dalla mancanza. L'illusione sostenuta dal discorso del capitalista è che l'offerta illimitata di oggetti di consumo possa salvare l'essere umano dall'esperienza necessariamente difettiva e lesa dell'esistenza. La ricerca di rimedi mondani al carattere imperfetto dell'esistenza è davvero un tratto essenziale della nostra epoca, in cui si manifesta il declino degli ideali in favore della falsa democrazia di un godimento disponibile per tutti. Una forma inedita di cinismo sembra così imporsi trasfigurando il comandamento sociale dominante che, come abbiamo visto, ai tempi di Freud esigeva invece la rinuncia pulsionale in nome della morale civile. In effetti è sempre più difficile per gli educatori, per i genitori innanzitutto, introdurre la virtù etica della rinuncia, o, più semplicemente, assegnarle un senso. Di fronte al nuovo imperativo sociale che impone il godimento come dovere, la rinuncia appare oggi sempre più insensata. In nome di quale ideale rinunciare al godimento immediato se non esiste più alcun ideale, se il solo ideale s'incarna paradossalmente nell'oggetto di godimento?

La fame compulsiva della bulimia e dell'obesità mostra in atto la metamorfosi della mancanza in vuoto. È una fame che non conosce sazietà, che divora se stessa, che non conosce, in termini tecnici, «castrazione simbolica».

L'anoressica è solo apparentemente estranea a questa dimensione. Essa sembra infatti rinunciare a ogni consumo. Il suo sciopero radicale della fame sembrerebbe renderla indipendente da ogni oggetto. In realtà l'anoressica traduce nel suo corpo-magro l'altro grande mito delle società postmoderne. Se l'obesità e la bulimia evidenziano la dimensione patologica del mito del mercato, l'anoressia esalta invece quello dell'immagine, facendo del corpo una sorta di marca sociale inedita. Lo confermava una mia paziente quando affermava: «L'anoressia è il mio valore aggiunto». Se però obesi e bulimiche vivono il dramma di una spinta a riempire un vuoto che non si estingue mai, l'anoressica si identifica con questo vuoto, lo incarna, lo custodisce come la cosa più preziosa al mondo. Ma in questo modo resta prigioniera della sua stessa immagine come una figura che rende nuovamente attuale il mito di Narciso, il quale perde la vita tuffandosi nelle braccia mortali della sua immagine riflessa nell'acqua. L'anoressica gode nel sentire il vuoto dentro di sé, il suo corpo vuoto, ma questo vuoto, proprio perché le procura un godimento assoluto, è in realtà un pieno. È il pieno ideale che le assicura l'immagine del corpo-magro che ella vive come un nuovo dio a cui consacrare la propria vita.

U.Z.M. Nella nostra ricerca sulle cosiddette «nuove forme del sintomo» che dilagano nella società contemporanea ci confrontiamo, come è stato appena detto, con manifestazioni del «disagio della civiltà» molto diverse da quelle studiate da Freud agli inizi del secolo scorso. Oggi abbiamo innanzitutto la novità delle epidemie sintomatiche: anoressie-bulimie, tossicomanie, depressioni, attacchi di panico costituiscono gruppi di sintomi che presentano modalità di manifestazione analoghe e che coinvolgono larghe fasce di popolazione, concentrandosi soprattutto nell'età dell'adolescenza.

Ma per capire la genesi di questi nuovi sintomi, bisogna fare una premessa teorica. Per la psicoanalisi, in generale esiste una relazione fondamentale tra società e disagio. Se seguiamo questa idea di fondo, possiamo pensare alla cosiddetta «patologia mentale» come a qualcosa che non è raffigurabile come un disturbo della macchina cerebrale, la quale avrebbe smesso di funzionare correttamente. Piuttosto il sintomo mentale, il disagio psichico hanno origine nel sociale, nel mondo che circonda il soggetto. Possiamo semplificare questo concetto con una tesi di fondo che guida la ricerca psicoanalitica e la comprensione che noi abbiamo del disagio umano: «Il mentale è sempre sociale». Fu in effetti Freud a insegnarci che il progresso della civiltà coincide con una quota di sacrificio pulsionale, la quale è alla base dello sviluppo del disagio. Ma che cosa significa «sacrificio pulsionale»? Per Freud l'essere umano è una creatura essenzialmente ineducabile, che mira innanzitutto alla propria soddisfazione immediata; il concetto di pulsione esprime questo inossidabile nocciolo di volontà di godimento che abita il cuore del mentale. Il programma della civiltà, dunque, tenendo conto che l'uomo vuole innanzitutto godere, erige le sue istituzioni educative, le sue leggi, le regole della convivenza, i suoi ideali, le sue tradizioni, all'insegna di un'azione finalizzata a regolare il godimento. La società disciplinare che Freud aveva davanti agli occhi nella Vienna di fine Ottocento era in effetti una società che si fondava sulla rinuncia pulsionale esaltata come una sorta di ideale collettivo. Il programma della civiltà moderna, come è già stato ricordato, esprimeva un'indicazione generale che proveniva da tutti i suoi presidi educativi: «Sacrificando il tuo godimento sarai civile e troverai il tuo posto nella società!» In questa logica, il sacrificio era alla base della costruzione della civiltà e della possibilità del singolo di farne parte. I sintomi che Freud studiava, primo fra tutti quello dell'isteria femminile, avevano una forma per la quale la rivendicazione pulsionale del soggetto si scontrava con la regola della civiltà. Il disagio delle isteriche di Freud scaturiva da questa frizione tra la pulsione e la regola generale, incarnata dal potere del patriarcato. Il tentativo del soggetto isterico era quello di sottrarsi alla regola comune al fine di provare a salvare il suo godimento particolare.

Per Freud il sociale era essenzialmente difficile da sopportare, perché imponeva troppi sacrifici e troppe delusioni. Il cosiddetto «principio di realtà» stritolava il sogno del «principio di piacere». Sono celebri le sue riflessioni intorno all'uso dell'alcool e di altre sostanze psicoattive, considerati un rifugio indispensabile per l'essere umano che cerca di cavarsela di fronte alla regola civilizzatrice, un modo patologico per difendere i propri sogni di fronte all'incalzare della realtà.

Per Freud la figura centrale che incarnava l'autorità simbolica e sulla quale si reggeva l'intero programma della civiltà era quella del padre. Attraverso la sua funzione regolatrice a cominciare dal nucleo familiare si imponeva una civilizzazione delle pulsioni che aveva come presupposto la deviazione degli istinti sessuali verso mete più nobili, più costruttive, ovvero verso quegli ideali su cui si strutturava l'intera società. In generale quella del padre è una funzione positiva che, seguendo le indicazioni di Lacan, potremmo chiamare «funzione sublimatrice». Di cosa si tratta? In psicoanalisi, la sublimazione è l'impiego creativo delle energie pulsionali per fini socialmente più elevati; in altre parole è il modo di utilizzare la spinta dell'energia sessuale canalizzandola verso mete culturali e sociali più ampie. Da questo punto di vista la funzione sublimatrice è l'artefice delle creazioni umane. Il problema consiste nel fatto che questo impiego sublime delle pulsioni verso mete più alte è possibile solo se nel campo sociale opera una forza simbolica, com'è quella del padre, che tiene uniti il desiderio e la legge.

Nell'articolo del 1938 intitolato *I complessi familiari nella formazione dell'individuo*, Lacan dichiarava che nella società occidentale la figura paterna era giunta al tramonto. Concentrazioni economiche e catastrofi politiche erano lì a dimostrarlo. E questo declino del padre portava con sé anche il declino della sublimazione nel campo sociale, toccando dunque da vicino le fondamenta su cui si costruisce la soggettività umana.

Oggi assistiamo agli esiti ultimi di quella profezia sul declino del padre. La società ipermoderna – o postumana, come è stata chiamata – connotata dal dominio globale del potere del mercato, ha sovvertito i presupposti e gli imperativi sociali del passato. Il mercato, che è il nostro padre-padrone oggi, detta la sua condizione per essere civile: «Consuma!» La spinta al consumo, all'edonismo di massa, alla ricerca del piacere e del benessere più immediati, e l'«obbligo» sociale di adattarsi alle continue novità tecnologiche e ai gadget che vengono offerti producono anche la trasformazione delle forme della sofferenza. In questo senso il disagio mentale è sempre anche disagio sociale. Se il godimento è il nuovo imperativo che bombarda il soggetto, la possibilità di sfuggirgli diventa molto difficile. Al posto degli ideali, che avevano la funzione di orientare il desiderio degli esseri umani fornendo modelli identificatori sui quali forgiare il proprio essere e il senso della propria vita, abbiamo le merci, i gadget, il valore dell'individualità e del successo, la competizione per il maggior godimento possibile, il primato dell'avere sull'essere.

Senza voler apparire nostalgici, dobbiamo fare i conti con gli effetti di questa nuova realtà sociale sull'essere umano. Constatiamo per esempio, accanto alla diffusione epidemica di anoressia, bulimia e obesità, il dilagare di una nuova forma della sofferenza, il panico. L'attacco di panico è, in effetti, un sintomo molto diffuso oggi. Senza scendere nei dettagli clinici di questo fenomeno, possiamo però assumerlo come un simbolo della condizione di fondo dell'individuo contemporaneo: *essere un soggetto senza bussola, alla deriva, incapace di orientare il desiderio verso interessi e legami profondi con l'altro*. La superficialità diffusa – «l'insostenibile leggerezza dell'essere», come scriveva Milan Kundera – è alla base del suo galleggiamento insensato. L'individuo contemporaneo è teso alla realizzazione del proprio tornaconto economico, del proprio piacere, della propria «utilità immediata», per usare un'espressione recente di Jacques-Alain Miller; oppure è spaesato, disorientato, alla deriva appunto, in una società i cui vertici di comando sono lontanissimi dalle persone, dalla politica e dagli ideali. Oppure, ancora, è precario e senza possibilità di costruire con l'altro un orizzonte di desideri e aspirazioni personali capaci di fornirgli un timone nell'esistenza. Oggi si desidera soltanto ciò che tutti devono socialmente desiderare, trascurando di cercare in se stessi quella particolarità irriducibile del proprio desiderio che l'imperativo sociale trascura e che spesso nulla ha a che fare con gli obiettivi e gli esempi di realizzazione personale forniti dal discorso sociale dominante.

Studiando la forma dei nuovi sintomi, ci siamo resi conto che essi si configurano esattamente all'opposto dei sintomi classici isolati da Freud. Oggi, diversamente dal passato, i sintomi non servono più per sottrarsi al programma della civiltà, ai suoi imperativi, ma per entrare nel sistema e farne parte trovando un modello cui aderire acriticamente, identificandovisi. La loro dimensione epidemica risponde esattamente a questa esigenza generalizzata di sentirsi inclusi nel sistema. Le anoressico-bulimiche, i tossicomani ordinari, i depressi, coloro che soffrono di attacchi di panico costituiscono gruppi umani monosintomatici che si sono costituiti nel sociale rispondendo a due esigenze: trovare una comunità nella quale identificarsi – per esempio quella delle anoressiche – e una modalità di godimento che dia una soluzione allo smarrimento del desiderio e, al contempo, eluda il rapporto con l'altro – per esempio la condivisione del rituale tossicomanico. Droghe, farmaci e cibo sono sostanze che si sostituiscono alla relazione amorosa, e garantiscono quella libertà disumana che in fondo è contenuta nel messaggio contemporaneo del mercato: «Godi! Godi da solo!»

Avete mostrato in che senso ritenete che anoressia, bulimia e obesità siano malattie della nostra epoca. Eppure il rifiuto del cibo è un'esperienza umana che ha radici lontane nel tempo. Quale differenza c'è, per esempio, tra il rifiuto del cibo e del corpo così come si manifesta nelle anoressiche contemporanee e quello che può caratterizzare invece un'autentica ricerca mistica?

M.R. La pratica del digiuno è stata per secoli, oltre che una misura di riequilibrio naturale del corpo, un'esperienza comune in molti percorsi mistico-religiosi. L'astinenza dal cibo e dal suo piacere sensibile rientrava nel contesto più generale della lotta dell'anima per emanciparsi dalle catene materiali del corpo, da quella che già Platone, in epoca precristiana, chiamava la «prigione del corpo». Questa etica della rinuncia e del sacrificio dei piaceri sensibili raggiunse il suo apice con l'affermazione della cultura cristiana. Piero Camporesi ha dedicato una delle sue opere più straordinarie, *La carne impassibile*, a una sottile indagine della cultura della mortificazione del corpo che ha animato gran parte del misticismo cristiano: la lotta contro i piaceri sensibili occupava la vita del santo fino allo stremo delle forze, fino, appunto, alla sua consunzione anoressica. Nondimeno, nell'esperienza mistica – anche in quella dove sembra difficile definire con precisione i confini tra ascesi spirituale e patologia masochistica individuale – la mortificazione del corpo, la rinuncia e il sacrificio non sono mai pratiche fine a se stesse ma consentono al mistico di impegnare tutto il suo essere per salvare non solo la propria anima dalle fiamme dell'inferno, ma, soprattutto, quella di tutti i peccatori, dell'intera comunità dei credenti. È il tema medievale della *imitatio Christi:* il santo cristiano rende il suo percorso spirituale simile a quello del Cristo crocifisso per testimoniare ai suoi fratelli, attraverso il suo sacrificio personale, la possibilità della salvezza eterna.

La pratica del digiuno portata all'estremo diventa una sindrome patologica solamente nel corso del Seicento e del Settecento e viene inquadrata nosograficamente come «anoressia nervosa» nella seconda metà dell'Ottocento, a partire dalle celebri descrizioni cliniche di William Gull e, in particolare, di Ernest-Charles Lasègue. Ma rispetto al rifiuto del cibo che contrassegna l'esperienza di un'autentica ricerca mistica, nel rifiuto anoressico viene totalmente smarrita l'esperienza religiosa dell'espiazione del peccato come missione e sacrificio per la salvezza degli altri. Prevale, piuttosto, quella che Jacques Olivier nel suo *Alphabet de l'imperfection et malice des femmes* (1617) definiva come una forma nuova, moderna, di peccato. Si trattava di un peccato elettivamente femminile. Egli alludeva già all'ossessione di molte donne, oggi imperativa, per la dieta. Il sacrificio e la rinuncia autoimposti non apparivano più come i doni d'amore che il mistico offriva a Dio e ai suoi fratelli per salvarli dal peccato, ma il prezzo che le donne dovevano pagare per mantenere l'immagine del proprio corpo adeguata all'ideale sociale della bellezza.

Nel nostro tempo la rinuncia e il sacrificio dei piaceri della gola non riflettono alcuna vocazione mistica bensì la forza della passione estetica per l'immagine del corpo-magro che è diventato un nuovo oggetto da idolatrare, degno di un vero e proprio culto. In questo senso *l'anoressia contemporanea è una nuova religione, una religione del corpo*. Lo sforzo delle anoressiche di oggi non è più quello sublime di subordinare l'estetica all'etica, come invece avviene nell'asceta che rinuncia alla seduzione delle immagini ponendo la propria volontà al servizio della volontà di Dio, ma esattamente il contrario: si tratta di subordinare l'etica all'immagine estetica, di utilizzare il sacrificio personale perché sia fatta, non la volontà di Dio, ma la volontà dell'io; una volontà che vuole bastare a se stessa e che punta a realizzare un corpo adeguato all'icona sociale del corpo-magro. L'obiettivo è quello di raggiungere un'immagine perfetta, compiuta, esaltata di sé. Il partner assillante non è né il partner sessuale, né il partner divino, ma la superficie liscia dello specchio. La dipendenza anoressica è una dipendenza di fronte all'immagine del proprio corpo riflessa dallo specchio. «Sono l'eroina di me stessa» mi diceva una paziente che, senza accorgersi dell'equivoco appena formulato, assimilava precisamente la sua immagine a una droga («l'eroina»). Ma il problema è che l'immagine che lo specchio riflette non è mai adeguata perfettamente all'immagine ideale che si vorrebbe raggiungere. Piuttosto, l'immagine si presenta con un carattere beffardo. Non appaga quasi mai il soggetto se non nei momenti più euforici dell'anoressia, quando la persona ha l'impressione di avere un controllo integrale del proprio corpo. È il tempo che abbiamo definito come «luna di miele con lo specchio».

Siamo, come è evidente, all'opposto di una passione autenticamente mistica. Il mistico infatti cerca di liberarsi dal potere dell'immagine per ascendere al bene, mentre l'anoressica contemporanea è disposta a sacrificare ogni suo bene per la sua propria immagine. L'anoressia è davvero una religione mondana del corpo. È un fondamentalismo dell'immagine. La sua ambizione è quella di elevare il corpo-magro al rango di un feticcio, di un idolo. In questo senso l'anoressia si mantiene nell'ambito di un certo ipersalutismo contemporaneo che trasforma la cura per il corpo in una vera e propria ossessione. Ma noi sappiamo che la spinta alla salute, quando non è filtrata da un'accettazione autentica della vita, può diventare paradossalmente mortifera capovolgendosi nel suo contrario. Questo può accadere anche quando seguire forsennatamente un regime dietetico, anziché rendere più sano il corpo, finisce per mortificarlo e farlo ammalare.

Le anoressiche inseguono un ideale preciso: la magrezza del corpo. Si tratta di realizzare una consunzione del corpo che si propone di cancellarne i rilievi, di appiattirne le forme, di assottigliarne lo spessore. Si tratta di ridurre, sino alla soglia della sparizione, la sua faccia sessuale, la sua concretezza ingombrante. Levigare, assottigliare, snellire le sporgenze perché il corpo appaia unisex, cioè liberato dalla differenza sessuale o, più radicalmente, dal sesso in quanto tale. Il soggetto si dedica totalmente a questa impresa anche se si tratta di uno sforzo che appare impossibile. È il carattere delirante dell'anoressia: la soglia si sposta, la dieta si fa sempre più inflessibile, il controllo sul tempo, sullo spazio, sul corpo deve diventare totale. Ma un'eccedenza di carne è sempre lì a ricordare che la battaglia continua all'infinito, che il senso di trionfo e di estasi provato di fronte al raggiungimento del controllo integrale del proprio corpo, grazie alla propria tenacia ascetica, va comunque costantemente sostenuto attraverso uno sforzo che sfinisce il soggetto.

Se però questo sfinimento si produce nel soggetto anoressico per una ipertrofia della volontà di controllo, per una paradossale perdita di controllo sulla spinta a controllare ogni cosa, nella sua oscillazione bulimica l'anoressia prende le forme della sensazione di una perdita totale della libertà. Nella fase bulimica dell'anoressia il soggetto si sente sprofondare in un mare di vergogna. Se, infatti, l'anoressia è euforica, la bulimia è uno sprofondamento nella disperazione. Mentre il soggetto anoressico sa mantenere la propria scelta, sa resistere, sa tenere fede al proprio programma, sa, in una parola, controllarsi, il soggetto bulimico è incapace di resistere alla tentazione maledetta delle abbuffate. Il suo lamento si ripete monotono: «Sono presa da una forza che sfugge a ogni controllo, che non so come contenere, che mi domina e che non ha limiti». Una paziente assimilava le sue crisi bulimiche a una trasformazione del corpo simile a quella che subiva Hulk, il gigante verde che esplodeva dentro gli abiti comuni di un povero chimico. Così il peccato mondano dell'anoressica – essere la più magra del reame – svela il suo fondo osceno nella fame bulimica. Ecco cosa terrorizza davvero l'anoressica: essere posseduta da una fame che percepisce come senza limiti, ridursi all'animalità vorace di una fame senza fondo. L'ideale del corpo-magro è infatti l'ultima diga che l'anoressica edifica per mettersi al riparo dall'uragano che sente dentro di sé e che vuole domare. Ma più questa diga si ispessisce e si rafforza, più paradossalmente le acque montanti della fame finiranno per tracimare, preparando così lo scivolamento fatale dall'anoressia nella bulimia.

Il corpo senza sesso è l'«idea» del misticismo. È questo l'entusiasmo folle che Lacan riconosce a Platone: liberare il corpo dalle catene del sesso. L'anoressia è un percorso di purificazione del corpo, ma non è una forma di misticismo. Ritengo piuttosto che l'anoressia contemporanea sia uno *pseudomisticismo* poiché si tratta di una *ascesi senza Dio*. Nell'anoressia non c'è l'orizzonte dell'Altro incarnato in Dio, come avviene nell'esperienza autenticamente mistica. C'è una spinta ascetica senza Dio, senza la trascendenza di Dio; è questa la nuova religione. Pensiamo, per esempio, alla mentalità New Age che propone un concetto igienico-religioso, pseudomistico del corpo, in cui però l'Altro scompare dall'orizzonte. Questa, se si vuole, è la dimensione del «Nirvana contemporaneo»; se il Nirvana mistico è la possibilità per il soggetto di staccarsi dalla passione pulsionale e di raggiungere una condizione di pace, separandosi dall'inquietudine del desiderio e indebolendo l'attaccamento all'io, il Nirvana contemporaneo dell'anoressia è completamente diverso; non si tratta affatto di indebolire l'io per raggiungere uno stato di pace, ma, al contrario, di renderlo iperattivo. In questo senso l'anoressia non è solo una religione del corpo ma anche una religione dell'io; allo stesso modo della cocaina per il tossicomane, essa si configura come una *droga dell'io*, una droga che potenzia le prestazioni dell'io. Ciò che ci mostra l'anoressia è l'illusione che attraverso la via del rafforzamento dell'io, dell'esaltazione della volontà, dell'accentuazione del controllo, si possa arrivare ad annullare la dipendenza dalla passione pulsionale. È quello che Freud definisce «narcotizzazione del principio di piacere». La sensibilità della vita è semplicemente azzerata. L'anoressia è la realizzazione di questa narcotizzazione della vita; è l'apatia, la mortificazione reale del soggetto; ma è un'apatia senza Dio. E, soprattutto, un'apatia che non può raggiungere la sua meta – la soppressione della dipendenza dalla passione pulsionale – se non distruggendo la vita stessa.

Parlate talvolta di anoressia e bulimia come di due posizioni soggettive distinte e talvolta di anoressia-bulimia come se si trattasse di una sola posizione soggettiva. Qual è dunque il rapporto tra anoressia e bulimia?

M.R. Ho sviluppato personalmente l'idea di una continuità di fondo tra anoressia e bulimia, due posizioni solo apparentemente opposte: nella prima il soggetto non mangia niente, nella seconda mangia tutto. In realtà si tratta di due facce della stessa medaglia. Questa continuità appare innanzitutto nell'evoluzione stessa della «malattia». Se ci limitassimo infatti a descrivere il suo decorso, potremmo facilmente notare come l'esordio tenda solitamente ad assumere, in entrambi i casi, forme genericamente anoressiche, nel senso che il soggetto manifesta inizialmente il proprio disagio restringendo le sue abitudini alimentari e unendo al rifiuto più o meno accentuato del cibo un'attenzione sempre maggiore nei confronti del proprio peso e della propria immagine. Questo esordio può in seguito sfociare in una vera e propria anoressia con tutti i suoi sintomi tipici: rifiuto del cibo, ossessione per l'immagine del proprio corpo, iperattivismo, calo ponderale significativo, dispercezione della propria immagine corporea, amenorrea.

In questo primo tempo della malattia, nella fase dell'anoressia, il soggetto è, paradossalmente, felice, nel senso che sperimenta la sua anoressia come un trionfo, un governo esaltato dell'io e della sua volontà di controllo sul corpo pulsionale. Il suo umore è euforico; il soggetto sembra aver trovato una soluzione efficace al dolore dell'esistenza, alla sua mancanza e alle sue incertezze di fondo. L'anoressia gli garantisce un controllo estremo, non solo sulla fame ma anche sulle emozioni e sui rapporti con gli altri in generale. D'ora in poi, mi diceva una paziente con uno sguardo animato da uno strano entusiasmo, «mi fiderò soltanto delle mie ossa». Di fronte all'inquietudine dell'esistenza l'anoressia non si presenta dunque, in senso stretto, come una malattia, come un sintomo di cui il soggetto avverte il peso e di cui vorrebbe liberarsi, ma come una *soluzione.* In questo senso diciamo che il soggetto anoressico è felice.

La prima fase della malattia è dunque il tempo dell'entusiasmo narcisistico, dell'orgoglio, dell'onnipotenza. Il soggetto vince la fame, domina le sue pulsioni, è forte, riesce a controllare progressivamente ogni cosa, non domanda nulla, basta a se stesso, è fiero della sua magrezza oscena che esibisce come un trofeo macabro. Ma questa sua «luna di miele con lo specchio» è destinata a durare poco; la sua euforia esaltata è destinata a rovesciarsi nel suo contrario. Non si può, infatti, vivere senza mangiare. Alla determinazione narcisistica dell'anoressica seguirà così, quasi immancabilmente, la disperazione bulimica. La bulimia è, infatti, una sorta di *fallimento del progetto anoressico.* Ecco perché il sentimento affettivo predominante della bulimica è segnato da una profonda depressione, da vissuti di indegnità morale e di inadeguatezza, da un senso di colpa, è il caso di dire, «divorante», che non lascia mai in pace il soggetto. Di qui ha origine l'alternarsi di anoressia e bulimia in un circolo vizioso che trascina il soggetto in un vortice terribile dove domina comunque, sia nell'impero anoressico della volontà, sia nella frana catastrofica dell'abbuffata bulimica, la stessa insoddisfazione, lo stesso inestinguibile senso di vuoto.

La posizione anoressica è antivitale e per questa ragione è una posizione impossibile da mantenere nel tempo. L'urgenza vitale della fame costringe il soggetto a desistere dal suo progetto folle di vivere di niente. Ma questo cedimento non può, appunto, che essere catastrofico. È questa la fase bulimica della malattia: l'onda pulsionale travolge la diga anoressica. È l'esperienza dell'abbuffata bulimica. Il sogno esaltato dell'idealizzazione anoressica finisce miseramente nel vomito, attraverso il quale – oltre che attraverso l'abuso di lassativi o la costrizione a esercizi fisici massacranti – il soggetto potrà provare a preservare l'immagine incorrotta del proprio corpo-magro bruciando le calorie accumulate in eccesso. Ogni crisi bulimica lo sprofonda in un senso mortificante di vergogna e di inadeguatezza. Esso finirà così per sentirsi una pattumiera e si tratterà come tale, anche perché il mantenimento di un corpo-magro o normopeso avviene solo attraverso una finzione. È cioè solamente l'artificio del vomito – e delle altre condotte evacuative – che permette di non ingrassare. Ma il soggetto anche se preserva la propria immagine asciutta, vive se stesso come uno scarto, un rifiuto, un'immondizia. Ogni crisi bulimica si accompagna a un sentimento radicale di mortificazione. È difficile immaginare quanto intensi possano essere questi vissuti... È questo un aspetto dell'incidenza depressiva nell'anoressia-bulimia. Nondimeno, in ogni crisi bulimica il soggetto che aveva sperimentato il rigore dell'astinenza anoressica, il regime spietato del digiuno anoressico, si scatena in vere e proprie orge di godimento orale. Queste abbuffate evidenziano come il mangiare bulimico non sia un godere di ciò che si mangia, ma un godere dell'attività infinita del mangiare stesso, ben al di là di ciò che si mangia e anche ben al di là del semplice piacere del gusto. Nelle crisi bulimiche infatti i sapori sembrano naufragare in un magma indistinto. In primo piano non c'è tanto il desiderio di mangiare quanto una spinta compulsiva che induce il soggetto a ripetere infinitamente l'atto del mangiare come se, appunto, il godimento non fosse relativo a ciò che si mangia ma al fatto stesso di non smettere più di mangiare. Può così valere per la bulimia – ma la stessa cosa vale anche per l'obesità – la tesi di Baudrillard secondo cui il consumo contemporaneo non è tanto finalizzato alla cosa che si consuma ma è un consumo che rafforza se stesso, è un «consumo di consumo».

Anoressia e bulimia o, se preferite, anoressia-bulimia, non sono diagnosi cliniche in sé? L'anoressia, in particolare, non è l'indice di una struttura di personalità a sé stante? Che valore date a una diagnosi di anoressia o di bulimia? Come pensate al problema della diagnosi differenziale dei disturbi alimentari?

M.R. Vorrei partire da una premessa più generale. Almeno tre grandi trasformazioni sono intervenute negli ultimi vent'anni a modificare il ritratto clinico dell'anoressia così come era stato proposto, per esempio, dai celebri lavori di Mara Selvini Palazzoli nel corso degli anni sessanta. La prima riguarda la diffusione del fenomeno. Allora si trattava di una casistica assai ristretta, oggi siamo di fronte a un fenomeno epidemico. La seconda trasformazione concerne la sua distribuzione sociale. Allora valeva l'ipotesi dell'anoressia come malattia borghese (mentre, per esempio, la psicosi poteva essere considerata una malattia proletaria), mentre oggi – a prescindere dal fatto che è divenuto problematico definire la categoria stessa di «borghesia» – l'anoressia appare come una malattia socialmente trasversale. La terza trasformazione ha a che fare con la sua descrizione fenomenologica. Mentre in passato la figura clinica prevalente era quella della cosiddetta «anoressia restrittiva» (l'anoressia pura, quella di chi rifiuta radicalmente di alimentarsi), oggi prevale invece un quadro clinico «misto» di anoressia-bulimia. È questo un dato che rafforza la nostra tesi sulla dipendenza circolare di anoressia e bulimia. L'anoressica vive in effetti la propria fame come una minaccia sovrastante; la contrasta perché teme che se la assecondasse non vi sarebbero più limiti. In altre parole, l'anoressica sente la sua fame come una fame bulimica. L'anoressia è in questo senso una bulimia virtuale. Dall'altra parte, per il soggetto nella fase bulimica, l'anoressia, che ha rappresentato una soluzione ideale al suo disagio, continua a essere percepita come tale, ovvero non come una malattia ma come una soluzione ideale. In questo senso la domanda d'aiuto che può scaturire dalla bulimica – «mi aiuti a fermarmi, a smettere di mangiare...» – contiene in realtà la domanda di recuperare lo stato di grazia rappresentato dall'anoressia.

Questa rappresentazione d'insieme non deve però far dimenticare che dal nostro punto di vista anoressia e bulimia non sono diagnosi cliniche di personalità in senso stretto, ma semplici descrizioni di fenomeni psicopatologici. In altri termini, non ci accontentiamo di ridurre la diagnosi a una mera descrizione. Non ci vuole infatti una particolare sensibilità clinica per formulare una diagnosi di «anoressia». Anzi, per certi versi possiamo dire che, da un punto di vista meramente descrittivo, la diagnosi s'impone da sé, appare come un'evidenza allo sguardo del clinico e non solo del clinico. Quando si incontra per strada un'anoressica, la si identifica immediatamente come tale. Ma come psicoanalisti che si occupano di clinica dell'anoressia-bulimia esigiamo che, al di là del fenomeno, venga individuata la struttura di personalità del soggetto. Questa esigenza ci introduce nel campo complesso della cosiddetta «diagnosi differenziale».

Possiamo dunque provare ad accostarci a questa prospettiva a partire dalla constatazione forse ovvia, ma per noi imprescindibile e vitale, che *l'anoressia al singolare non esiste*, ma esistono soltanto anoressiche al plurale e ciascuna con una struttura di personalità propria. Per questo non solo dovremmo scrivere *anoressia-bulimia* col trattino per evidenziare la stretta correlazione clinica tra queste due posizioni soggettive, ma dovremmo altresì declinare questa scrittura sempre al plurale: *anoressie-bulimie*. Esistono infatti diversi tipi di anoressia-bulimia. Ma quando affermiamo questo non ci riferiamo affatto alle classificazioni descrittive proposte dal *DSM-IV* (il *Diagnostic and Statistical Manual of Mental Disorders*, 4ª ed.), anoressie restrittive, bulimie con abbuffate, senza abbuffate, con vomito, senza vomito ecc. Piuttosto alludiamo al fatto che sebbene il lato fenomenico della malattia appaia facilmente riconoscibile attraverso sintomi e comportamenti standard (calo ponderale, abbuffate, iperattività, amenorrea ecc.), il suo lato strutturale non è immediatamente evidente e deve essere, appunto, definito attraverso una diagnosi strutturale che non si limiti a descrivere il fenomeno psicopatologico così come esso si presenta.

La psicoanalisi ci ha insegnato a distinguere almeno tre strutture cliniche fondamentali: la nevrosi, la psicosi e la perversione. Esisteranno dunque anoressie-bulimie nevrotiche, psicotiche e perverse. E lo stesso varrà per l'obesità. Questa, almeno, è la prospettiva che abbiamo messo a punto alla metà degli anni novanta e che ancora oggi orienta la nostra pratica terapeutica. Adesso questa ipotesi è abbastanza condivisa, ma allora si impose come una vera e propria novità clinica. Il problema non era più considerare l'anoressia come una struttura di personalità a sé stante, né discriminare quadri autentici di anoressia da altri considerati spuri, ma diventava quello di ridurre l'anoressia a un fenomeno psicopatologico tendenzialmente monotono, monocromatico, in sé facilmente riconoscibile, per poi concepire la diagnosi come un atto clinico capace di ricondurre il monocromatismo del fenomeno al tratto differenziale della struttura. Tutto ciò non per inseguire un piacere della classificazione che non ci riguarda ma per orientare più efficacemente il trattamento. È questa infatti la vera posta in gioco della diagnosi differenziale. Non tanto il gusto psichiatrizzante per la classificazione ma quello etico relativo all'efficacia del trattamento. In altre parole, definire la differenza di struttura attraverso la diagnosi imposta conseguentemente un atteggiamento terapeutico diverso nei confronti della paziente e orienta diversamente la cura.

Questo discorso ci conduce però inevitabilmente a entrare nel merito delle diverse declinazioni strutturali dell'anoressia-bulimia, o, meglio, delle anoressie-bulimie. Non essendo però questo il luogo dove tale problematica possa essere affrontata nel dettaglio, sono costretto a rinviare in particolare ai miei *L'ultima cena: anoressia e bulimia* e *Clinica del vuoto: anoressie, dipendenze, psicosi*. Nondimeno mi pare necessario offrire almeno un quadro sintetico, anche solo per illustrare meglio in che senso la diagnosi differenziale orienti la direzione della cura e dunque diventi un momento imprescindibile del trattamento.

Possiamo a grandi linee, correndo il rischio di una eccessiva schematizzazione, distinguere due forme fondamentali di anoressia-bulimia. Questa distinzione si basa su una diversa declinazione di un'esperienza centrale dell'anoressia-bulimia: il rifiuto. Possiamo allora tracciare una distinzione grossolana, ma per noi essenziale, tra *due forme del rifiuto anoressico-bulimico*. In generale il soggetto nella sua oscillazione anoressica rifiuta non solo il cibo ma tutto ciò che viene dall'altro, mentre nella sua oscillazione bulimica mostra il rifiuto, attraverso il ricorso al vomito, come modalità di non trattenere niente, di separarsi brutalmente dall'altro. Non si tratta solo del rifiuto in rapporto all'oggetto orale ma anche del rifiuto del corpo sessuato, dell'incontro con l'altro, della differenza sessuale, della vita, del proprio desiderio ecc. Ma questa esperienza tipica e fondamentale conosce in realtà due declinazioni strutturali molto diverse.

La prima declinazione può essere genericamente definita «nevrotica». In essa il rifiuto del soggetto, anche quando si mostra in modo radicale, per esempio trascinando rischiosamente il soggetto alle soglie della morte, è sempre fatto per l'altro, è sempre in relazione all'altro. È, se si vuole, un rifiuto finalizzato a smuovere l'altro, a mobilitarlo, a bucarlo, cioè ad aprire una mancanza nell'altro. Questa prima versione del rifiuto è dialettica: il rifiuto non è fine a se stesso ma è una forma rovesciata di appello. In questo senso dietro il «no» ostinato di un'anoressica può esserci un «sì» in latenza. Il soggetto si manifesta attraverso il rifiuto, ma solo per coinvolgere l'altro, per farsi ascoltare da lui, per renderlo mancante. In questo caso è come se l'anoressica rivolgesse all'altro una domanda radicale – domanda che per Lacan è il cuore del fantasma primario del bambino: «Mi puoi perdere?» Il rifiuto di nutrirsi, il diventare pelle e ossa è cioè un modo per provocare l'altro, per interrogarlo sul suo amore. «Non vedi che scompaio? Fai qualcosa!» Da questo punto di vista il rifiuto non è in opposizione alla vita, anzi è piuttosto uno scudo a difesa della vita e del desiderio del soggetto. Attraverso il rifiuto esso cerca di far sorgere nell'altro il desiderio, la mancanza, cerca di essere lui l'oggetto che manca all'altro fino al limite della provocazione, sino a spingere il suo altro – per esempio i genitori – nell'angoscia. In questo modo il soggetto sottopone il suo altro a un test terribile: «Vediamo quanto ti manco davvero!» Ho avuto modo di definire una volta questa manovra alla stregua di un *ricatto*, dove il soggetto utilizza il proprio corpo come se fosse il corpo di un ostaggio per estrarre dall'altro quello che l'altro non gli ha mai concesso: *il segno del suo amore*. È qui evidente, pur nella violenza di questa scena ricattatoria che sempre accompagna l'anoressia, che in primo piano resta la domanda d'amore rivolta all'altro. Il soggetto vuole avere dall'altro non solo la pappa, non solo le cure, ma il segno del suo amore.

La seconda declinazione del rifiuto è quella che possiamo definire «psicotica». In questi casi il rifiuto assume un significato totalmente differente. Esso non è più dialettico, non è più in rapporto con la domanda d'amore, ma sembra fondarsi su una sorta di odio puro, di odio per l'altro e per la vita in quanto tali. Questa dimensione di odio puro porta il soggetto a un congelamento del suo proprio essere. L'anoressia non emerge tanto come una difesa del desiderio, come un modo per risvegliare l'altro all'amore, ma come una sterilizzazione della vita, come un suo annientamento. In termini freudiani potremmo dire che in questa declinazione la pulsione di morte si impone a senso unico su quella di vita. Il soggetto non impegna drammaticamente il suo essere per poter essere l'oggetto della mancanza dell'altro, ma si fa pietra, si «nirvanizza», diventa una mummia. E il soggetto anoressico mummificato è veramente un soggetto pieno d'odio! Pieno d'odio verso la vita. Ciò che troviamo qui non è allora un conflitto con l'altro ma il suo rigetto, il suo rifiuto senza appello. Il rifiuto non entra cioè nella dinamica relazionale della domanda-risposta ma esprime una rottura netta del rapporto con l'altro, del legame sociale, civile, amoroso con l'altro.

Dopo questa visione dall'alto delle due declinazioni fondamentali dell'anoressia-bulimia – quella nevrotica e quella psicotica –, possiamo riprendere la questione del trattamento, perché non avremo lo stesso atteggiamento nei confronti di un'anoressia isterica o di un'anoressia psicotica. Basti pensare a questo dato fondamentale: in molte forme di anoressia psicotica *l'anoressia esercita una funzione di trattamento della psicosi*. Possiamo pensarla come un cerotto che consente al soggetto di preservare la propria unità minacciata dalla sempre possibile scompensazione della psicosi. In altre parole: essere anoressico dà al soggetto strutturalmente psicotico un'identità, una coesione narcisistica che altrimenti non avrebbe. Se non consideriamo questa funzione come essenziale e per esempio ci concentriamo invece a modificare i comportamenti alimentari del soggetto senza tenere conto della sua struttura di personalità finiremo forse sì per migliorare questi comportamenti ma probabilmente al prezzo altissimo di scatenare la psicosi latente. Questo accade anche perché, come si è appena ricordato, in molte anoressie-bulimie psicotiche l'anoressia è diventata l'identità stessa del soggetto. Dunque, se la si cancella, si finisce involontariamente per cancellare anche il soggetto. In un'anoressia-bulimia nevrotica il nostro margine di azione sarà invece più ampio perché si tratta di far riconoscere al soggetto che il suo rifiuto disperato dell'altro è in realtà una forma di appello, una domanda di amore. Su questo torneremo. Mi limito qui a un'ultima considerazione. Spesso nella cura uno dei rischi maggiori che ciascuno di noi corre è farsi prendere nel ricatto anoressico, rispondendo con l'angoscia a questo ricatto che inevitabilmente la relazione terapeutica tenderà a riattivare. Oltre a questo, c'è un altro grande rischio. Quello di rispondere all'appello disperato dell'anoressia con una sorta di onnipotenza narcisistica indotta dalla paziente: «Io sono quello che ti salverà! Io ti salverò!» Si tratta di un fenomeno tipico nel trattamento di queste patologie gravi. Questo «Io ti salverò!» è un effetto dell'ipnosi transferale che a volte si produce con il soggetto anoressico. A generare lo smarrimento nel terapeuta può essere il fatto che questi si trova sovrapposto alle figure genitoriali che sono state precedentemente l'oggetto del ricatto. È quello che certi colleghi francesi definiscono col termine «tirannismo»: il soggetto tiranneggia l'analista mettendolo precisamente nella posizione dell'altro familiare, dell'altro tiranneggiato, ricattato. Sono questi i motivi per i quali, secondo noi, è importante che chi si occupa di questa clinica svolga un'analisi personale profonda.

Perché questi disturbi si manifestano prevalentemente durante la fase adolescenziale e solo nei paesi cosiddetti del benessere?

M.R. L'adolescenza segna un passaggio critico nello sviluppo del soggetto. Durante l'infanzia, infatti, il bambino è un oggetto nelle mani del suo altro familiare: dipende in tutto e per tutto da lui. La sua esistenza appare assicurata da quella del suo altro genitoriale. Questo statuto di dipendenza e di garanzia è evidente sin dalla scelta del nome proprio che viene fatta, e mai casualmente, dai genitori prima della sua nascita. Per queste ragioni noi diciamo, più propriamente, che ogni bambino è originariamente preso nella rete del fantasma dell'Altro, ovvero in quella serie di attese e di progetti immaginari attraverso i quali il «narcisismo rinato» dei genitori, come direbbe Freud, avvolge il bambino assegnandogli una specie di destino. Sartre ha affermato a questo proposito, molto giustamente, che se i genitori hanno dei progetti sui loro figli, questi avranno dei destini. Ciò significa che necessariamente un bambino diventa, almeno per un verso, ciò che gli altri hanno voluto che diventasse. In questo senso l'essere di un bambino dipende innanzitutto da dove la volontà dell'altro genitoriale lo colloca: oggetto di compensazione, di rispecchiamento ideale, di riscatto, oggetto d'amore, ma anche oggetto-rifiuto, oggetto-bidone, oggetto-scarto, oggetto d'odio, oggetto-tappo del vuoto esistenziale della coppia o di uno dei suoi membri...

Nel corso dell'adolescenza questa rete fantasmatica che avviluppa il soggetto si strappa e l'adolescente rivendica finalmente il suo diritto di desiderare in proprio. Diversamente dal bambino, esso non si adopera più per rendersi adeguato all'immagine ideale che di lui hanno il papà o la mamma, non si appiattisce dunque nel rispondere passivamente alla domanda dell'altro, alle sue attese e ai suoi progetti, ma rivendica, sino ai modi estremi del rifiuto anoressico, il proprio desiderio come suo proprio, come singolare, come irriducibile alle attese e ai progetti immaginari dei genitori. Ecco perché è così frequente trovare, nelle storie delle nostre pazienti, l'immagine della bambina buona, brava, compiacente, della bambina che dice sempre di «sì» alle domande dell'altro per sentirsi voluta, amabile, e che nel corso dell'adolescenza si ribalta nel suo contrario, ovvero in un'ostinata contestatrice di tutto ciò che l'altro genitoriale fa o dice. In altre parole, spesso è proprio nel passaggio adolescenziale che il «sì» incondizionato del bambino alle attese degli adulti si ribalta in un «no» a oltranza. Questa inversione costituisce un tratto fondamentale di questa età: *l'adolescente ha bisogno di separarsi dall'altro, di far valere la sua propria singolarità*. Anche nel rifiuto anoressico – che non a caso frequentemente sorge nell'adolescenza – ritroviamo questa esigenza di fondo. Si tratta di un modo, anche se patologico, di separarsi dall'altro. È una separazione per opposizione, senza dialettica e, dunque, difficilmente sostenibile, perché vorrebbe fanaticamente negare ogni forma di dipendenza. Più precisamente, la scelta anoressica in adolescenza sembra voler veramente ribaltare i rapporti di forza tra il soggetto e il suo altro così come sono stati vissuti nell'infanzia. Se nel corso dell'infanzia il bambino era in una posizione di dipendenza totale dall'altro – era cioè impotente di fronte alla potenza smisurata dell'altro da cui dipendeva in tutto e per tutto –, attraverso l'esperienza del rifiuto del cibo il soggetto anoressico prova a rovesciare la sua impotenza in una posizione di potere. La forza speciale del rifiuto anoressico sta proprio nel ricatto mortale rivolto all'altro: privandosi del nutrimento il soggetto sfida l'altro, lo provoca, lo angoscia, lo getta nell'impotenza. Usa la scomparsa possibile del suo corpo, la sua stessa possibilità di morire, come una minaccia. Usa il suo corpo come un ostaggio: «Mi stai perdendo! Fai qualcosa, anche se, in realtà, tu non puoi più fare nulla!» Il rapporto del bambino impotente di fronte alla potenza dell'altro si è così ribaltato: ora è il genitore a essere angosciato e in totale balia della potenza ricattatoria del rifiuto anoressico, del corpo ostaggio, del corpo che può morire e che fatalmente getta i genitori nell'angoscia più terribile.

U.Z.M. Sappiamo che l'adolescenza è il tempo privilegiato dell'eventuale esordio dell'anoressia-bulimia. È un'epoca di grandi trasformazioni psicofisiche; per le giovani donne significa riuscire ad abitare i mutamenti corporei, il cambiamento della propria immagine, lo sviluppo dei caratteri sessuali adulti e, soprattutto, l'adolescenza segna il debutto della relazione con l'altro sesso. La pubertà è la porta d'ingresso stretta, difficile nella femminilità. Incomincia lo scambio amoroso con l'altro sesso, con l'innamoramento e la conseguente angoscia relativa al timore di essere rifiutate o abbandonate. La primavera della vita coincide anche con l'esperienza della delusione d'amore che può segnare una battuta d'arresto nel rapporto con il desiderio: il dolore può implicare una reazione di rifiuto, di chiusura, di sfiducia profonda nei confronti dell'altro e di disprezzo per il proprio corpo. Il campo dell'amore può essere disertato perché fonte di frustrazione, di confronto brutale con l'immagine ideale della donna alla quale non si riesce ad aderire. Per queste ragioni frequentemente l'anoressia-bulimia può esordire durante l'adolescenza e seguire una relazione amorosa finita male. Naturalmente non si può imputare all'andamento fallimentare di una relazione amorosa la causa della malattia, ma questo può diventare l'occasione che la scatena, perché indica alla ragazza che il campo dell'amore è rischioso, è un terreno che sarebbe meglio evitare. Ma perché un'iniziale relazione amorosa possa produrre questa risposta, alcune cose devono essere andate storte durante l'infanzia. Lo scenario si complica. Dobbiamo allora fare qualche passo indietro nella struttura psichica e sociale degli esseri umani, per capire che cosa prepara una futura anoressia-bulimia, che – è bene ricordarlo – può prodursi anche durante l'infanzia o nel corso della vita adulta.

L'anoressia-bulimia affonda le sue radici nelle vicissitudini di quel complesso – tanto famoso quanto oscuro – che la psicoanalisi inventata da Freud chiama «complesso di Edipo» e che ha la funzione di strutturare la sessualità umana in assenza di una sua regolazione naturale. Pensiamo insieme le vicende edipiche e la pubertà perché, come abbiamo detto, i sintomi gravi che appaiono in questa fase richiamano e rivelano i problemi incontrati dalla persona nell'infanzia. L'amore adolescenziale può essere un'esperienza dolorosa che viene superata solo se la persona possiede dentro di sé risorse psichiche che provengono dal modo in cui l'ambiente nel quale è cresciuta è riuscito a trasmetterle fiducia, amore, libertà di vivere il proprio desiderio senza sentirsi colpevole. Questo è il punto decisivo nell'anoressia-bulimia: la sensazione paralizzante che il proprio desiderio di fare esperienza al di fuori della famiglia possa ferire qualcuno all'interno della famiglia.

La pubertà, oltre a essere il tempo dell'incontro con il desiderio, è anche quello della separazione progressiva dell'individuo dai legami infantili con i genitori. La separazione è una manovra essenziale, vitale, indispensabile per la definizione dell'identità e per la stabilità psichica di un essere umano. È un momento delicatissimo nel quale le difficoltà che si incontrano rivelano la posizione che il soggetto ha ricoperto durante l'infanzia all'interno della famiglia. La separazione dal desiderio dei genitori, ovvero la scelta della propria strada nella vita e l'identificazione col proprio sesso sono le due esperienze che costituiscono l'essenza della pubertà. Sono le fatiche erculee della giovinezza.

Enunciamo una tesi generale, che può forse apparire oscura ma che cercheremo di chiarire, sulla logica familiare umana: più l'essere del bambino si trova aspirato dalla presa materna, senza che il padre abbia svolto la sua funzione di uomo del desiderio e dell'amore presso la madre, maggiori saranno i problemi a livello dell'assunzione dell'identità sessuale del figlio o della figlia e della possibilità di separarsi dalla posizione infantile.

I genitori, durante l'adolescenza dei figli, devono essere capaci di lasciare andare la mano con la quale li hanno tenuti stretti a sé nel corso dell'infanzia. Se la stretta non si allenta, se la madre o il padre fanno della figlia l'oggetto di una passione morbosa o un sostegno indispensabile alla propria sopravvivenza psicologica o all'economia della coppia, per la figlia l'accesso al desiderio è sbarrato dalla funzione che il suo essere si trova a occupare nell'insieme familiare. Per questo consideriamo l'anoressia come una manovra di separazione dalla presa soffocante dell'altro. Tuttavia questo tentativo di fuga nell'anoressia è fallimentare perché l'anoressica, se chiude i suoi rapporti con l'altro, rivela però il suo legame profondo con lui, la sua dipendenza assoluta. L'anoressia è una manovra di separazione che non avviene però in modo simbolico, ma sembra realizzarsi in un passaggio all'atto del corpo, nel rifiuto, appunto, del nutrimento. Il soggetto sembra cioè separarsi dalla vita stessa.

Un bambino passa l'infanzia cercando di rispondere con il suo essere alle domande dei genitori, si adegua alle loro richieste e riceve dei modelli identificatori che strutturano la sua identità. La posizione del bambino nell'infanzia è quella di essere l'oggetto delle domande e delle aspirazioni dei genitori. Questa fase deve interrompersi nel corso dell'adolescenza. Sottolineiamo che la rottura deve potersi verificare, è essenziale alla crescita psichica degli esseri umani e questo comporta necessariamente una certa traumaticità che investe l'intero gruppo familiare. Tutti i genitori sono testimoni di una trasformazione dei loro figli all'entrata nella pubertà: non li riconoscono più. I figli pretendono sempre maggiore indipendenza, smettono di aderire alle opinioni, ai gusti, agli ideali dei genitori e pretendono il rispetto del loro privato e dei loro segreti. Si staccano progressivamente dalla posizione infantile; si incamminano verso una definizione della loro soggettività; aprono l'uscio di casa ed entrano nel mondo, costruendo la propria identità non più basandosi sull'esempio dei genitori, ma modellandosi all'interno del gruppo dei pari in un vitale processo di socializzazione. L'adolescenza è una svolta che implica un allontanamento e una scossa agli equilibri preesistenti. La comunicazione in famiglia diventa più difficile e i conflitti si accendono facilmente. Nello sviluppo umano, il soggetto non procede armonicamente, integrando le fasi evolutive secondo schemi predefiniti. La crescita implica strappi, rotture, salti improvvisi, e ogni adolescente deve trovare la propria strada per diventare adulto. L'adolescenza è un momento di crisi necessaria, durante la quale si fa esperienza sulla propria pelle dell'assenza di riferimenti assoluti sui quali contare. Questa fase delicata della crescita soggettiva scorre relativamente bene e permette il superamento della posizione infantile quando il distacco avviene su entrambi i fronti: quello dei genitori e quello dei figli.

Dalla parte dei genitori, entrambi devono elaborare una perdita di potere sui figli, lo smarrimento di fronte ai cambiamenti e alla possibile improvvisa ostilità che emerge nei loro confronti. Devono saper mollare le redini e trattenere in sé l'angoscia prodotta dal percorso di definizione soggettiva dei figli. È un'operazione mentale che ha a che fare da vicino con il lutto, con la perdita.

Dalla parte dei figli, il distacco deve poter avvenire conservando un legame simbolico con la famiglia. Questa è la buona soluzione della rottura puberale del rapporto con la famiglia: come un Giano bifronte, l'adolescente si rivolge all'esterno della sua famiglia guardando però al contempo verso l'interno della casa dei genitori. Avanza alla ricerca di indipendenza e definizione dei propri desideri e gusti, ma allo stesso tempo conserva un legame di stima verso il mondo e gli insegnamenti dei genitori. Da una parte rifiuta e dall'altra ringrazia chi lo ha cresciuto. In psicoanalisi diciamo che mantiene un rapporto con il desiderio dell'altro; questa è in effetti l'unica possibilità di sviluppare un desiderio soggettivo autentico, capace di aprirsi creativamente delle strade nella vita. Il desiderio si produce solo se si rimane in un certo rapporto con l'altro familiare. Se, in altre parole, si riconosce il debito simbolico che ci lega ai nostri genitori senza però che esso diventi un ricatto. Questa risoluzione ottimale della crisi puberale – che chiamiamo «separazione simbolica» – si pone nel mezzo di due estremi, che sono in realtà in stretta connessione: l'assorbimento della soggettività dell'adolescente nella posizione infantile e la rottura completa del rapporto con l'altro familiare.

Assorbimento conformistico e rottura oppositiva sono posizioni adolescenziali in stretta connessione. Più c'è rottura netta, più c'è cattura del soggetto nella dipendenza dalle figure genitoriali. La clinica dell'anoressia-bulimia e, sul lato maschile, quella delle condotte tossicomaniche esprimono esattamente questa difficoltà propria della separazione puberale. Al posto della separazione simbolica e del riconoscimento del debito simbolico che essa comporta, compaiono il fenomeno anoressico o la tossicomania. Per questa ragione parliamo della manovra anoressica come di un tentativo di separazione fallito. Sicuramente la malattia alimentare è un tentativo disperato di difendersi dalla dipendenza dall'altro, ma è disperato proprio perché non è possibile rifiutare la dipendenza simbolica dall'altro, non è possibile cancellare il debito simbolico con l'altro. È importante riflettere su questo paradosso: la scelta estrema del rifiuto del cibo, che si configura come rifiuto estremo di ogni dipendenza, rivela al contrario la massima dipendenza del soggetto dall'altro.

L'adolescente di oggi si trova a vivere il declino della figura paterna in tutte le sue ripercussioni, nel momento di pieno compimento del discorso del capitalista e delle sue illusioni. L'assenza di orizzonti ideali e di esempi capaci di trascinare i giovani verso mete elevate lascia il campo aperto al dilagare di un materialismo coatto, dove le esigenze creative vengono saturate dall'offerta continua di merci. Il troppo, in effetti, uccide la mancanza, che è, come si è già detto, la condizione alla base della creatività. Anche a livello familiare si nota un fatto nuovo: esiste solo la famiglia come presidio educativo, perché le grandi istituzioni sociali (la Chiesa, i partiti politici, la scuola ecc.) sembrano aver perduto il loro fascino e la loro autorità. La famiglia, con i suoi pregi e i suoi difetti, non è più bilanciata da altre possibili famiglie istituzionali in grado di assumersi la cura e l'educazione dei giovani. La televisione e il mercato le hanno sostituite, e non sempre egregiamente. Gli adolescenti sono più soli, e con essi anche le loro famiglie. I sintomi degli adolescenti rispecchiano gli effetti della storia sociale recente sul mentale. I sintomi esprimono tutte le contraddizioni e le fragilità che gli adolescenti assorbono dal clima sociale in cui vivono. Non esistono cuscinetti tra gli adolescenti e il mercato; essi sono esposti senza protezione, perché gli adulti stessi sono impegnati nella febbrile ricerca di non perdere il passo, il lavoro, la dignità di cui ogni vita ha bisogno... Il mercato spinge al consumo frenetico e gli adolescenti più di altri si lasciano trascinare in questo gorgo; la società scollega le persone dal loro desiderio e le spinge alla massificazione dei gusti, dei corpi, dei canoni estetici, delle marche... Gli adolescenti ne rimangono catturati. Inevitabilmente i loro sintomi sono in rapporto con ciò che vedono e sentono, con ciò che li circonda. Pochi li aiutano a sviluppare lo spirito critico che serve per diffidare di ciò che con tanto entusiasmo viene offerto come sommo bene. La famiglia sembra faticare nel suo compito educativo di fornire esempi forti e ideali capaci di stregare un giovane, di rendere possibile l'esperienza della passione del desiderio. Ciò che oggi colpisce è che manca ai giovani un ideale in grado di orientare la vita. Certo, questa incertezza, questa indeterminazione della passione sono tipiche del guado dell'adolescenza in quanto tale, ma ciò che constatiamo è che tale incertezza e tale indeterminazione tendono a prolungarsi indefinitamente.

Se consideriamo l'anoressia una strategia di aggiramento del legame con l'altro, una forma di soppressione del desiderio e dell'amore – come del resto avviene nella tossicomania –, se dunque consideriamo l'anoressia un tentativo di controllo supremo del corpo che nella pubertà si trasforma accentuando l'incertezza adolescenziale, il panico, che spesso si accompagna agli attacchi bulimici, rivela invece il lato abissale, disumano dello sforzo anoressico. Non si può, infatti, eliminare il legame con l'altro, perché facendolo si uccide il desiderio. Il panico è allora davvero l'espressione della difficoltà di trovare una canalizzazione creativa alla pulsione, dandole una direzione costruttiva che implichi, senza escluderlo, il legame con l'altro. Panico e anoressia sono, in effetti, due poli opposti che si toccano, collegati tra loro dalla fragilità del soggetto nel suo legame con l'altro. Spesso si constata infatti come la riduzione del sintomo anoressico sia accompagnata dall'emergenza del panico e come l'anoressia possa essere a sua volta una soluzione radicale per gli attacchi di panico. L'estremo controllo e l'estremo smarrimento di ogni riferimento simbolico sono due facce della stessa medaglia che mostrano aspetti diversi del disagio contemporaneo, ma che si trovano assolutamente nella crisi adolescenziale: oscillazione tra adeguamento conformista agli ideali del mercato e ribellione solitaria, disperata e autodistruttiva. Panico e anoressia sono in fondo due risposte adolescenziali di fronte al cataclisma della pubertà e alla crisi di quelle istituzioni simboliche che un tempo aiutavano l'adolescente a simbolizzare ritualmente questi passaggi nella collettività. Per esempio, questa era la funzione fondamentale degli oratori o delle sezioni giovanili dei partiti.

Sempre di più i nostri adolescenti odierni sono presi da una sensazione di vuoto diffuso e di senso di superfluità. Il vuoto che si ritrova nel panico e nell'anoressia. Nel panico come senso di smarrimento radicale e nell'anoressia come qualcosa che viene ricercato strenuamente – sentire il proprio corpo vuoto –, come un principio assoluto che dà un'identità particolare a un soggetto senza centro di gravità. Panico e anoressia nell'adolescenza hanno a che fare, da un lato, con la difficoltà di reperire nell'altro modelli identificatori forti, stabili, e, dall'altro, con il confronto sempre difficile che il soggetto, maschio o femmina, intrattiene con il proprio corpo, con il sesso e con il desiderio. Se a questo si aggiunge una società che trascura l'etica e il valore della cultura in nome del mercato, abbiamo un quadro che spiega la diffusione epidemica dei sintomi di cui ci occupiamo. Era una tesi di Pasolini: il desiderio di morte appare tra gli adolescenti come il segnale di un vuoto della cultura.

Consideriamo più da vicino un altro dei sintomi contemporanei che dilagano tra gli adolescenti: la tossicomania. Si tratta, secondo noi, di una forma di dipendenza maschile proprio come l'anoressia costituisce una malattia femminile, e questa nostra tesi non è contraddetta dalla constatazione che esistono giovani donne che fanno uso di sostanze stupefacenti. La tossicomania è maschile a causa del rapporto che il maschio ha con il godimento, con l'organo fallico e con la mancanza. La tossicomania rispecchia, infatti, il lato solitario del godimento maschile, che può godere senza amare, in una logica materialista e quantitativa che trova nelle droghe una soluzione ottimale. Nell'esordio tossicomanico spesso possiamo riscontrare nei giovani maschi che la droga libera dalle difficoltà di entrare in relazione con l'altro sesso. È una congiuntura assai frequente, come assai frequente è l'esordio tossicomanico in coincidenza con la fine di una relazione amorosa. In sintesi, si tratta di ricorrere alla droga per aggirare l'angoscia che l'incontro con l'altro sesso comporta. Ma mentre l'anoressia si sviluppa sovente a causa dei traumi dell'amore – dal tradimento alla gelosia, al rifiuto dell'altro –, la tossicomania maschile si produce a causa dell'esatto contrario: l'angoscia che l'incontro con la domanda d'amore femminile produce nell'uomo. Inoltre il maschio appare angosciato dal rapporto con il suo organo sessuale nel momento dell'atto amoroso. Le complicanze, i problemi, le ansie di prestazione che il legame con la donna produce nell'uomo sono frequentemente alla base delle tossicomanie, che sono in fondo modi di godere senza passare dal desiderio, senza usare il fallo e senza dover capire come cavarsela con la domanda d'amore femminile, tendenzialmente infinita e insaziabile. In questo senso la tossicomania è il contrario dell'amore e risponde in pieno al rapporto autoerotico che l'uomo intrattiene con il proprio corpo e con il proprio organo sessuale. Non a caso gli psicoanalisti sanno bene che i maggiori consumatori di Viagra non sono gli uomini anziani ma i giovani, che vivono l'incontro sessuale schiacciati dall'angoscia della prestazione fallica...

La tossicomania oggi è diventata un fenomeno molto esteso; essa non ha più però alcuna ambizione sovversiva, di critica del potere, di ricerca della conoscenza, di trascendimento dei limiti della coscienza. La tossicomania contemporanea appare come integralmente normalizzata, ordinaria: è diffusissima, nessun giovane sente di trasgredire una regola se il nuovo imperativo sociale è il *godimento per il godimento*! Se la società promuove il soddisfacimento del consumo, la dipendenza patologica da una sostanza è di fatto omologa al dettato sociale. L'approccio alle droghe – come confermano le testimonianze dei giovani tossicodipendenti – è privo di ogni passione conoscitiva e viene fatto rientrare in una sorta di dovere sociale del divertimento e dello sballo, al quale non se la sentono di dire «no»... Del resto come si fa a dire «no» se non si hanno altre passioni alle quali dedicare le proprie energie?

L'attuale conformismo della tossicomania fa pensare anche al rapporto delle adolescenti con l'ideale del corpo-magro sostenuto dall'industria della moda, che s'impone in effetti come una marca che dà un valore speciale al corpo e alla vita del soggetto. Si tratta di un ideale massificato, uniforme, conformista, immagine di una bellezza stereotipata.

Da questo punto di vista anche l'anoressia delle adolescenti appare come una marca sociale che identifica e che rafforza un'identità senza desideri.

Il problema degli adolescenti oggi non è più la critica al sistema nel nome dell'eccezione e della libertà ma l'immedesimazione nel sistema e nei suoi valori. *La loro richiesta non è più la sovversione ma l'omologazione.*

Torniamo al potere dell'immagine idealizzata del corpo-magro. Come si spiega l'incapacità delle persone anoressico-bulimiche di avere una percezione anche solo minimamente corretta dell'immagine del proprio corpo?

U.Z.M. Il disagio anoressico-bulimico investe in effetti profondamente l'immagine del corpo. Anche per questa ragione l'anoressia-bulimia è una malattia femminile. E questo non solo perché il corpo della donna oggi è bello solo se è magro, ma anche perché l'immagine del corpo ha una valenza maggiore per la donna che per l'uomo.

Nell'esperienza clinica ci troviamo di fronte a un vero misconoscimento dei limiti. Per la persona anoressica non esiste infatti un limite alla magrezza: il corpo può sempre perdere ancora qualche grammo, divenire più magro, esporre le proprie ossa ancora di più. Come nell'amore la donna chiede senza sosta segni d'amore al suo partner, come nel godimento sessuale non è limitata dall'organo fallico maschile e può raggiungere il piacere in modo potenzialmente infinito, così anche nel rapporto del soggetto anoressico con l'immagine del proprio corpo esiste un «fuori misura» tipicamente femminile. Un «fuori misura» che si traduce in un «ancora» che tocca il corpo: ancora più magro, ancora più sottile, ancora più etereo... fino al limite dello scheletro, fino alla consunzione di ogni resto della carne in una specie di sublimazione macabra.

Se vogliamo capire l'origine di questo sprofondamento nell'abisso dell'immagine del corpo anoressico, dobbiamo però provare a intrecciare due fenomeni: la fase evolutiva, che per tutti gli esseri umani presiede alla costituzione dell'immagine del corpo, e il rapporto madre-figlia, che trova proprio nel corpo uno dei suoi luoghi privilegiati di relazione.

Cominciamo dal primo fenomeno. Tra i sei e i diciotto mesi gli esseri umani vivono una tappa essenziale nella costituzione del loro essere: il bambino di fronte alla sua immagine riflessa nello specchio. Si tratta della fase che Lacan ha denominato «stadio dello specchio». Cosa accade in questo rapporto così speciale che l'essere umano intrattiene con la propria immagine riflessa nello specchio? Il bambino non possiede ancora la coordinazione dei movimenti, il suo corpo è frammentato, disunito, privo di autonomia, ma, quando lo troviamo al cospetto della sua immagine allo specchio, ne possiamo osservare il sorriso, una sorta di giubilo lo attraversa. Questa reazione giubilatoria è provocata dall'immagine del suo corpo che si muove, che lo guarda e nella quale egli trova una specie di unità ideale rispetto alla sua anatomia ancora immatura. In altre parole, nell'immagine allo specchio il corpo del bambino è uno; esso appare come una statua ideale che consolida un'identità appena abbozzata. L'immagine svolge infatti la funzione essenziale di strutturare l'io del bambino come qualcosa di unito che gli appartiene. Tale esperienza è centrale ai fini del raggiungimento di una stabilità dell'immagine mentale dell'io. Una corrente d'amore passa dal bambino all'immagine e dall'immagine al bambino. Egli gioisce nel vedersi per la prima volta come un'identità definita. Ma non basta questo fenomeno per cementare il legame tra il bambino e la sua immagine. Il vero specchio che restituisce al bambino la sua immagine ideale non è la superficie fisica dello specchio materiale ma il volto della madre, il suo sguardo, che accompagna come un testimone il riconoscimento speculare del bambino. In questo senso la gioia del bambino nel riconoscersi allo specchio viene, per così dire, convalidata e rafforzata dallo sguardo e dal sorriso benevolo della madre – o dell'adulto che lo accompagna nel riconoscimento. Come ha affermato Winnicott, il vero specchio in cui un bambino ricerca la propria immagine è il volto della madre.

Questo riconoscimento gioioso dell'immagine del piccolo umano ha un valore enormemente stabilizzante. Con il suo sorriso l'adulto – la madre o il padre – sigilla simbolicamente la relazione immaginaria che passa nello specchio: «Ciò che vedo, l'essere che tu sei, lo amo». Il riconoscimento garantisce al bambino che l'intero suo essere è il benvenuto in quella famiglia. In questo senso il sorriso del genitore include il bambino in un riconoscimento simbolico fondamentale: *rende il bambino amabile*. La possibilità futura di vivere bene il rapporto con il proprio corpo, che negli esseri umani, diversamente che negli animali, è in realtà sempre problematico, perché non è naturale, è sospesa a questo riconoscimento fondamentale, a questo «sì» che l'altro rivolge all'immagine del bambino. È come se tutti gli organi del corpo trovassero nell'accoglienza che l'altro riserva loro quella dimensione unitaria che stabilizza e soggettiva il corpo del bambino.

Cosa troviamo invece nelle anoressie-bulimie? Massimo Recalcati ha formulato nel suo *Clinica del vuoto* un'ipotesi semplice e suggestiva. Al posto del sorriso dell'altro, il soggetto anoressico-bulimico ha incontrato una smorfia. Qualcosa dell'immagine del suo corpo non va come dovrebbe. L'altro non accoglie completamente il soggetto, introducendo così una piccola frattura, uno scollamento tra l'immagine e il suo riconoscimento simbolico. Dunque uno scollamento tra il bambino e la sua immagine che, non essendo stata convalidata dal sorriso dell'altro, è come se si separasse dal soggetto stesso. È un fatto: molto frequentemente nelle storie delle pazienti troviamo, da parte dell'altro, una critica costante e spietata al corpo del soggetto; è come se l'immagine del bambino non rientrasse in ciò che ci si aspettava, nell'ideale narcisistico della madre o del padre o di entrambi i genitori. L'altro non è soddisfatto dell'immagine che vede. Solitamente, ma non in tutti i casi, è la madre il soggetto deluso. Possiamo facilmente ritrovare questa delusione nelle storie delle donne anoressiche e riportare così questa sfasatura nel solco del problema anoressico dell'immagine. In fondo, che cosa vuole l'altro da me? Come posso soddisfare la sua domanda? Un'ampia casistica ci illustra come le giovani anoressiche passino molto tempo a cercare di capire come possano aderire alle aspettative della madre. Se l'altro non pone, attraverso il sorriso, un contorno simbolico all'immagine del soggetto, il rapporto con lo specchio e con il desiderio enigmatico dell'altro resta come sospeso sopra un abisso. Lo stesso abisso dell'immagine che non permette mai all'anoressica di essere soddisfatta di come appare. L'amore dell'altro fa valere qui tutto il suo peso per la vita psichica umana. Amare l'immagine di una figlia, amarla proprio in quanto sfasata, non coincidente con l'immagine ideale, è la vera condizione di partenza per prevenire l'anoressia-bulimia.

Possiamo ora prendere in considerazione il secondo fenomeno a cui alludevo, ovvero il rapporto, corpo a corpo, madre-figlia. Quando la madre si oppone alla femminilità e all'immagine della figlia, soprattutto in assenza di una figura paterna capace di mettere una distanza simbolicamente efficace tra le due, l'anoressia diventa una specie di risposta della figlia, sia per difendersi dal giudizio spietato della madre, sia per cercare di reagire all'indecifrabile smorfia della madre. L'altro materno dell'anoressica ha spesso abdicato al suo desiderio, incarnando, in presenza di un padre assente o svalutato, una figura ingombrante e priva di connotati femminili, che non permette dunque alla figlia l'identificazione con un modello femminile che possa orientarla nella vita, che possa offrirle una risposta all'enigma di come diventare donna. Possiamo qui aprire una finestra su un'altra dimensione clinica del rapporto tra l'anoressica-bulimica e l'immagine del corpo materno. Se pensiamo all'anoressia come a una reazione alla condizione di mancanza e di imperfezione che caratterizza gli esseri umani, essa è anche un rifiuto del difetto del corpo, una ricerca ossessiva di una perfezione non umana. Quello che la clinica mostra è che talvolta può essere proprio un difetto fisico della madre – la grassezza o un elemento disarmonico qualsiasi del suo corpo – a contribuire al tentativo della figlia di evitare la rassomiglianza con questa immagine difettosa. La scelta di un cammino di perfezione, il rifiuto generico del difetto di sé e dell'altro possono innescarsi a partire dal confronto problematico con il corpo della madre. Ma si può pensare all'anoressia anche come risposta a una forma di solitudine tragica che avvolge la coppia madre-figlia. La cornice che produce questa condizione conflittuale implica infatti l'assenza di un terzo, del padre come uomo del desiderio e dell'amore per la madre.

M.R. Il corpo-magro è l'idolo mondano a cui si vota l'anoressica. C'è qualcosa di disumano in questa immagine del corpo. In sintesi potremmo isolarne almeno tre versioni possibili. La prima si sostiene sull'*equivalenza tra corpo-magro e corpo-bello*. In questa versione la magrezza, anche quella più estrema, vuole essere l'espressione della bellezza femminile. Il corpo è qui ancora in relazione al desiderio dell'altro, vale a dire, la bellezza è ancora un modo per catturare, per sedurre il desiderio dell'uomo. Certamente, si tratta di una bellezza che si può solo guardare da lontano, come quella delle modelle che sfilano sulle passerelle.

Le altre due versioni sono completamente diverse. La seconda versione è quella del *corpo-mostro*. Il corpo-mostro è il corpo riempito, rimpinzato, deformato della bulimia o dell'obesità, ma è anche il corpo ridotto a scheletro, a pelle e ossa, reso inumano, tipico dell'anoressia grave. Il corpo-mostro è il corpo che angoscia. È il corpo che, diversamente dal corpo-magro come espressione stereotipata della bellezza, non è più in relazione con il desiderio dell'altro ma si rappresenta come spazzatura, come orrore, come scarto dell'umanità; non dunque per sedurre ma per angosciare l'altro. È questa la dimensione radicalmente perversa dell'anoressia contemporanea: mostrare, esibire lo scheletro per affliggere, per angosciare l'altro. Infine, la terza versione è quella del *corpo-feticcio*, nella quale il corpo-magro diventa un oggetto di culto. A volte si resta colpiti da come per certe anoressiche la contemplazione delle proprie ossa possa comportare una vera estasi. Ritengo che questa versione del corpo-feticcio, dell'osservazione estasiata allo specchio dell'osso, del proprio scheletro, sia assai frequentemente un modo per far esistere il corpo stesso, per riuscire a tenere insieme la carne, per cucire la carne al corpo. «L'osso – diceva una mia paziente – è l'anima del mio corpo». Questa è la tesi delirante dell'anoressia. Un'altra paziente diceva che lo scheletro è la parte «che dona la sensazione dell'eternità», «è la struttura, l'impalcatura del corpo». È, in effetti, l'osso che tiene insieme il corpo. Questo concetto è molto importante nell'anoressia psicotica. Il soggetto angosciato, per esempio dopo aver mangiato bulimicamente, deve ricorrere, magari dopo aver vomitato, allo specchio per rintracciare l'osso, cioè il suo proprio corpo. Il ritrovamento dell'osso sotto la carne è il ritrovamento del corpo stesso.

Allo stesso modo, in alcune forme gravi di bulimia, lo svuotamento del corpo attraverso il vomito è un modo estremo per riappropriarsi del proprio corpo. Il vomito bulimico può effettivamente funzionare come un operatore che rende possibile al soggetto di ritrovare il proprio corpo dopo averlo perduto nel corso dell'abbuffata bulimica. Evacuare le calorie incorporate, riportare il corpo allo stato precedente l'abbuffata, significa per il soggetto ritrovare la pace. Significa ritrovare il proprio corpo attraverso l'espulsione dell'oggetto cattivo (il cibo incorporato). Se infatti mangiare, ingrassare significa non riconoscersi più, perdersi in un corpo straniero, estraneo, percepire nuovamente le proprie ossa, la propria magrezza significa riavere il proprio corpo, recuperare la propria identità.

Nel vostro discorso ritorna frequentemente l'idea che l'anoressia-bulimia sia una malattia femminile. Perché proprio le donne ne soffrono? Che cosa giustifica questa affinità di fondo tra l'anoressia-bulimia e il mondo femminile?

M.R. Depressione e anoressia-bulimia sono *patologie elettivamente femminili*, mentre l'obesità investe indifferentemente i sessi. Lo indicano i dati epidemiologici, specialmente quelli relativi all'anoressia-bulimia. I casi di anoressia maschile sono rarissimi; più frequenti quelli di bulimia. Secondo la nostra opinione, l'anoressia e la bulimia riguardano in modo particolare il mondo femminile per almeno tre ragioni di fondo.

La prima: nella nostra civiltà l'essere di una donna è strettamente collegato alla sua immagine. Il corpo-magro è un canone estetico dominante e per una donna la dimensione della bellezza e, più in generale, quella dell'apparenza sono ancora decisive per la sua affermazione personale. Le cose funzionano diversamente per gli uomini, per i quali le vie dell'affermazione personale non sono tanto quelle della bellezza e dell'apparenza, quanto piuttosto quelle dell'azione, del potere, della forza, dell'«avere» in generale. In questo senso aveva ragione Hilde Bruch, una delle maggiori studiose delle patologie alimentari, nel rilevare, già qualche decennio fa, l'incidenza dell'industria della moda sul propagarsi dell'anoressia tra le giovani donne.

La seconda ragione è che lo sviluppo psicosessuale femminile non è uguale a quello maschile. Per il bambino, infatti, l'oggetto d'amore è sempre lo stesso e la madre ne costituisce la matrice fondamentale. L'interdetto paterno lo sospinge a cercare al di fuori dell'orizzonte familiare il nuovo oggetto d'amore, che, tra l'altro, per certi aspetti fondamentali, non potrà non ricordare il primo oggetto perduto. Nello sviluppo della bambina, invece, l'oggetto d'amore subisce un cambiamento di fondo. Dapprima, come per il bambino, esso coincide con la madre, ma l'accesso alla sessualità femminile implica un mutamento: sarà il padre a costituire il nuovo oggetto d'amore. Questo sviluppo della bambina in due tempi rende inevitabile una separazione – che in fondo non avviene nel bambino – dal primitivo oggetto d'amore. È una separazione dolorosa perché rinunciare all'altro materno significa perdere un sostegno narcisistico fondamentale. Si tratta di un vero e proprio *lavoro del lutto* a cui la bambina è obbligata. Non è un caso, allora, che ritroviamo con grande frequenza, nelle storie cliniche delle donne anoressico-bulimiche, un rapporto irrisolto con la madre e la tendenza a vivere cercando, per così dire, una fusione con lei; questa tendenza fusionale non è solo l'espressione di una corrente di tenerezza amorosa ma anche del suo contrario. Il soggetto resta fissato in un corpo a corpo passionale anche se fortemente ambivalente con la madre. I moti di odio e le spinte rivendicative della figlia si impastano in un legame di dipendenza che non si riesce a sciogliere. Un sintomo esclusivamente femminile come l'amenorrea che accompagna l'anoressia mostra una volta di più come il corpo diventi il luogo di manifestazione privilegiato di questa ambivalenza.

La terza e ultima ragione è che una donna per amore – dunque per poter essere l'unica per il suo partner – è disposta a rischiare tutto. Un uomo, invece, affronta solitamente il discorso amoroso in modo più calcolato e pianificato: non rischierebbe tutto il suo essere per il partner. La logica maschile è, infatti, quella del possesso, della difesa e dell'accumulo, è la logica della proprietà, quella dell'*Avaro* di Molière. Noi diciamo, in termini psicoanalitici più tecnici, che il godimento maschile tende a inscriversi entro una logica fallica, la quale è, appunto, una logica dell'avere. La condizione della donna, al contrario, non solo è diversa da quella maschile ma è anche assai diversa da quella della madre, di cui non ha l'onnipotenza; la sua è la condizione di un essere che «manca», di un essere che «non ha». Se la madre è l'espressione dell'«avere» – la madre dà al bambino ciò che ha –, la donna è l'espressione del «non avere». In questo senso essa ha più affinità dell'uomo con il discorso amoroso, poiché l'amore non è uno scambio di cose, di proprietà, non s'inscrive sul piano dell'avere, ma è uno scambio di segni, uno scambio che avviene a livello dell'essere o, meglio, come direbbe Lacan, a livello della «mancanza a essere». L'amore – affermava infatti Lacan – è donare all'altro ciò che non si ha, è donare all'altro la propria mancanza, non il proprio avere. È ciò che reclama ostinatamente l'anoressica. Essa non vuole essere un semplice sacco da riempire, un tubo digerente, non vuole che l'altro le dia solo ciò che ha: vuole essere la sola, l'unica, vuole essere l'oggetto d'amore esclusivo per l'altro. Vuole che l'altro le offra il segno della sua mancanza. È per questo che getta tutto il proprio essere nella mischia fino al rischio estremo della vita. Vuole poter mancare, vuole fare sentire il valore della sua esistenza a un altro che invece – come accade spesso di trovare nelle famiglie di anoressico-bulimiche – tende a rispondere solo sul piano dell'avere, sul piano delle cure, sul piano della soddisfazione dei bisogni elementari, sul piano del consumo di beni. L'anoressica inventa così il rifiuto del cibo per capovolgere la falsa onnipotenza dell'altro in un'impotenza angosciata che lo costringa a offrire tutto il suo essere, dunque la sua mancanza, per mantenerla in vita.

U.Z.M. La volontà dell'anoressica, il suo potere di resistere alla tentazione della fame ne fanno una figura sociale che manifesta un potere di fascinazione tremendo. Da disagio profondo e potenzialmente mortale, l'anoressia-bulimia è diventata una bandiera, una via per raggiungere stabilità e controllo su se stesse, per realizzare la propria identità. Mettere a rischio la vita, nell'anoressia-bulimia, fa parte di un calcolo nel quale la vita stessa è sacrificata alla ricerca della perfezione e del controllo assoluto sulle proprie pulsioni e sui propri desideri. Resistere e sacrificare la vita in nome della perfezione è una scelta che cattura moltissime adolescenti. Come clinici sappiamo che dietro le anoressie-bulimie esistono in realtà sofferenze soggettive che vanno ascoltate e aiutate a trovare un modo meno pericoloso di manifestare il dolore o di separarsi da eventi e legami traumatici.

Il modo in cui ne parlano – ad esempio nei numerosi siti Internet dedicati al tema e gestiti direttamente da ragazze anoressiche che istruiscono le coetanee su come raggiungere questo standard di perfezione – indica bene il potere che questo sintomo ha conquistato nella società occidentale. Naturalmente non si tratta di capricci giovanili, ma di comportamenti che hanno una loro ragion d'essere e che siamo ben lontani dal giudicare. Cerchiamo piuttosto di capire cosa li produce sia a livello delle vicende affettive delle pazienti, sia tenendo in considerazione il peso che la figura della donna e l'ideale estetico al quale essa deve uniformarsi hanno nel sociale e nei suoi mezzi di comunicazione.

Se la consideriamo più da vicino, l'anoressia-bulimia si configura come una delle forme storiche con cui le donne esprimono il dolore psichico e le reazioni di difesa contro i traumi della relazione con l'altro. Il rifiuto alimentare per raggiungere la magrezza estrema costituisce una strategia fondamentale per tenersi a distanza dal rischio di una relazione affettiva profonda con l'altro sesso, è un modo per preservare un'idea di autonomia assoluta – in realtà impossibile da realizzare – che rigetta ogni legame. La ricerca della magrezza non è dunque un problema alimentare, ma spesso coincide con una lotta per la sopravvivenza soggettiva. Il corpo-magro è anche una sorta di messaggio muto che riguarda il tema del valore vitale dell'amore per l'essere umano in generale e per la donna in particolare. Esibire la magrezza e la sofferenza allo sguardo dell'altro serve a sollecitarne la presa di coscienza, affinché dia segno del suo amore. La centralità della giusta risposta alla domanda d'amore è ciò che l'anoressia-bulimia mette in gioco con una determinazione assoluta. In questa malattia, corpo, cibo, amore e appello all'altro sono strettamente legati tra loro. Questa traduzione femminile del dolore dell'anima sul corpo è l'essenza dell'anoressia-bulimia. Così come tipicamente femminile è il rapporto con l'immagine del corpo. La cura dell'immagine, il valore della bellezza, l'ansia che circonda il rapporto con il corpo come oggetto del desiderio maschile sono temi che ogni donna conosce e che si intrecciano con l'amore e il bisogno di riconoscimento. Per l'uomo non c'è un rapporto stretto tra immagine del corpo e amabilità, mentre questo rapporto sembra essere centrale per la femminilità.

Nella società contemporanea la bellezza deve essere legata alla magrezza. Il corpo-magro delle donne appare nelle pubblicità, costituisce il canone della moda, la quale ha un'influenza enorme nel formare il gusto delle persone, selezionando implicitamente chi riesce a conformarsi e chi ne resta fuori. Essere magre significa automaticamente essere belle, ed essere belle significa essere amate e desiderate. Gli esseri umani, sia uomini che donne, amano la bellezza delle forme, l'armonia del corpo, ma alle donne è riservato un compito più gravoso; prendersene cura e sopportarne le frustrazioni che ne possono derivare.

La bellezza è splendida, cattura tutti gli esseri umani, fa parte della meraviglia della vita, ma quando diventa un dovere, quando diventa astratta e imposta dal mercato si trasforma in un incubo. Le donne vivono oggi la tirannia di un canone omogeneo di bellezza imposto dall'alto. Il semplice gusto per il cibo, il desiderio di mangiare ciò che piace, soprattutto in presenza di altri e nelle occasioni conviviali, diventano fonte di vergogna. Essere viste mangiare produce oggi un'ansia sociale diffusa nelle donne. I messaggi che diffondono l'immagine del corpo-magro come un ideale di bellezza universale hanno un potere enorme sulle donne; un potere che rende fragile il loro rapporto con il corpo, con le sue particolarità e i suoi difetti. Sfuggire alla velata minaccia che l'ideale della magrezza porta con sé, ovvero all'esperienza del sentirsi rifiutate se non si aderisce a quel canone estetico, diventa molto difficile. La bellezza ascetica del corpo-magro, alla quale tutte devono uniformarsi, cancella, come se fosse una divisa, l'unicità e la bellezza dei corpi individuali, condizionando soprattutto le giovani donne, meno capaci di prenderne le distanze e di gioire della propria immagine e del proprio valore. E quando un ideale valido per tutti si impone nella società, genera insicurezza e non benessere perché tende a negare la particolarità del soggetto; allo stesso modo la scelta di perdere peso può sfuggire di mano, scontrandosi con l'esigenza di particolarità che può averla provocata, trasformandosi in una malattia grave. Sviluppare un'anoressia-bulimia vera e propria non dipende dunque solo dalla spinta sociale alla magrezza, incentivata dall'industria della moda, ma da come questa pressione sociale viene accolta da una persona segnata da una sofferenza inespressa; in questa congiuntura tra la domanda sociale di essere magre e le problematiche più intime, più soggettive, la malattia può prodursi.

Ma proviamo ad andare oltre questa premessa sociologica, e a rispondere alla domanda iniziale: perché l'anoressia-bulimia è una patologia quasi esclusivamente femminile? Risponderei così: perché uomini e donne sono radicalmente diversi. Penso che la chiave giusta per entrare nel mistero di questa sofferenza così potente da invadere il mondo di un soggetto, non sia quella che affronta il problema a partire dal rapporto con il cibo, ma quella che lo affronta a partire dall'essere della donna, dalla dimensione della femminilità in quanto tale. Potremmo dirlo ancora meglio: il cibo viene eliminato o divorato solo dalle donne, perché uomini e donne non usano il cibo allo stesso modo. Non amano allo stesso modo e non soffrono allo stesso modo. Fare del cibo qualcosa di diverso da ciò che mangiamo durante i pasti, privandolo della sua natura di alimento a cui associamo gusto e piacere, riguarda le donne per le due ragioni a cui abbiamo appena accennato: le donne soffrono e amano in modo diverso dagli uomini e vivono con più difficoltà il rapporto con il loro corpo e la sua immagine anche a causa dell'imperativo sociale della magrezza imposto dal mercato. Il piano dell'amore, che dobbiamo intendere come una parola che racchiude l'intero campo delle relazioni affettive, sia familiari che esterne alla famiglia, e quello dell'immagine del corpo-magro come oggetto del desiderio sono due elementi correlati per molti versi all'anoressia-bulimia che toccano, l'uno con modalità assai diverse e l'altro solo marginalmente, il mondo maschile. È vero che anche l'uomo è indotto oggi, in modo inedito, a curarsi della propria immagine e della bellezza del proprio corpo acquistando prodotti cosmetici riservati tradizionalmente alle donne, ma non crediamo che la pressione dell'ideale sociale della bellezza maschile condizioni l'uomo così profondamente come avviene invece per la donna.

Quando parliamo di problematicità specificamente femminile in rapporto al corpo, diciamo in realtà due cose: che nelle donne il dolore psichico si traduce molto spesso in un sintomo del corpo – e l'anoressia ne è in questo senso un esempio radicale – e inoltre che il rapporto con il corpo e la femminilità appare in ogni donna molto complesso. Questa complessità, per la psicoanalisi, risiede nella struttura della famiglia umana, che è il luogo dove il tipo di eventi vissuti incide profondamente sulla possibilità di identificarsi col proprio sesso. Nella realtà umana esiste, infatti, una relazione stretta tra l'esperienza familiare e lo sviluppo della propria identità sessuale. Nell'anoressia-bulimia l'accesso alla sessualità femminile sembra interrotto, alterato, compromesso. Bisogna chiedersi innanzitutto che cosa sia avvenuto nella storia familiare della persona. Il tipo di rapporto che ha con la madre, quello con il padre, con gli eventuali fratelli, la posizione cronologica della sua nascita rispetto ai fratelli e il tipo di legame che unisce o meno il padre e la madre sono tutte esperienze che decidono dell'accesso più o meno facilitato del soggetto alla propria sessualità anatomica e biologica, la quale, in se stessa, non è mai un destino ma implica un movimento soggettivo di assunzione. Aggiungiamo anche che la sensibilità e la struttura psichica particolare di una persona giocano un ruolo decisivo nella scelta della malattia. In questo modo abbiamo un quadro complesso, ma più articolato, delle cause dell'anoressia-bulimia, capace di fornirci indicazioni meno perentorie e generiche. Un campo allargato all'insieme dei rapporti umani.

La famiglia è una costruzione culturale che presiede alla cura e alla crescita dei figli attraverso una rete di legami simbolici fondamentali. Non vi è nulla di naturale nella famiglia umana, così come non si accede naturalmente alla propria identità sessuale, in quanto, come appena detto, l'anatomia in se stessa non è mai un destino per l'essere umano. In questo senso l'uomo non fa parte del mondo animale, ma è una creatura sociale, culturale, il cui essere si struttura all'interno dei rapporti con l'altro. Per questa ragione affermiamo che anche il mentale è sociale. E poiché il corpo sessuato non è un corpo naturale, poiché non esiste, appunto, una regolazione naturale dell'accesso di un individuo alla propria identità sessuale, gli esseri umani faticano ad aderire al proprio sesso, al proprio destino biologico.

Alla luce di questa componente culturale essenziale della realtà umana, ognuno dipende dalle persone che si prendono cura di lui a partire dalla nascita. Il modo col quale le cure parentali vengono offerte gioca inevitabilmente un ruolo essenziale nello sviluppo psichico degli esseri umani. I bambini, proprio perché non sono cuccioli animali ma creature sociali, domandano a chi li ha messi al mondo non solo di essere nutriti, ma soprattutto di essere amati. Ciò significa essenzialmente essere riconosciuti e accettati nella loro particolarità: il loro volto, il loro corpo con i suoi pregi e i suoi difetti, il loro essere così come appare nella sua nuda vita. Per questo nutrire e amare sono due cose diverse. Un bambino ha bisogno del dono del seno della madre, ma anche di un altro genere di dono: *il dono del segno d'amore*. Cosa significa donare un segno d'amore? Significa comunicare al bambino che la sua vita, la sua presenza, il suo corpo e la sua immagine sono importanti e amati nella loro unicità. Se invece un bambino viene solo nutrito e non gli viene trasmesso il valore che rappresenta per chi lo circonda, la sua crescita psicologica, la sua fiducia nell'affrontare la vita, il rapporto che avrà con il suo corpo e con il suo sesso saranno fortemente compromessi.

La differenza tra il nutrire e l'amare e l'importanza della presenza dell'altro come colui che sa donare non solo l'oggetto-cibo ma anche il segno dell'amore, vengono rivendicate in modo estremo nell'anoressia-bulimia. L'altro può non amare, trascurare l'anima del bambino, distrarsi o soffocare, insomma non essere presente nel modo giusto. Il rifiuto del cibo è la manifestazione del rifiuto della fiducia nell'altro che non ha saputo trasmettere il segno del suo amore. E ancora: essere magre significa poter sfuggire al trauma che il rapporto con gli altri implica necessariamente. L'altro può tradire, divorare, disinteressarsi, violare, ignorare, far paura. L'anoressia è una difesa dai rischi del legame con l'altro; è l'espressione di una difficoltà profonda di sopravvivere alle cattive sorprese dei legami umani. E oltre a ciò, è anche una manovra per suscitare nell'altro quelle attenzioni e quella presenza che non ha saputo dare.

L'anoressia-bulimia non è una malattia alimentare, ma è una *pratica femminile del rifiuto* che avviene attraverso la trasformazione del corpo in strumento del rifiuto e la scelta del cibo come suo simbolo. Ciò che si rifiuta in realtà è un legame con l'altro fondato sull'esclusione del segno d'amore. Ma per ogni essere umano il legame con l'altro è essenziale alla vita. Tutti dipendiamo dalle cure e dall'amore dell'altro; e proprio questa dipendenza, che mette in conto anche i rischi che ogni dipendenza implica, è ciò che l'anoressia cerca di sospendere, di negare attraverso il rifiuto del cibo come scelta estrema di autonomia.

Abbiamo detto che il dolore psichico nelle donne prende elettivamente la via del corpo per esprimersi; i messaggi che la magrezza di una donna anoressica invia all'altro sono molteplici, non univoci e spesso contraddittori: chiede di essere vista e allo stesso tempo tiene tutti a distanza, chiede all'altro un nuovo modo di essere amata senza però poter amare a sua volta. Soprattutto si difende dall'altro per preservare una purezza non umana, cercando di librarsi sopra la materia e la carne. La grande illusione dell'anoressia-bulimia è poter vivere senza l'altro. L'anoressica è una persona esaltata dalla sua capacità di dominare le esigenze del corpo e questo è il suo fascino contagioso. Questa potenza distorta e pericolosa dell'anoressica è sostenuta fino allo stremo delle forze. L'anoressia è una malattia molto grave, che vista da vicino contiene poco di sublime. In fondo è un atto contro il corpo che punta a tagliare i ponti con l'altro, ad angosciarlo, a metterlo con le spalle al muro; ma è soprattutto un modo per proteggersi dal male ricevuto, separandosi, come si può, dalla presa asfissiante dell'altro. Gli uomini non diventano anoressici perché non sono ripiegati all'interno come lo sono le donne. La sessualità maschile è esterna, più elementare, idraulica, tendenzialmente autoerotica; può non fare i conti con l'amore e soffre generalmente a causa dell'orgoglio e meno a causa dell'assenza dei segni dell'amore. La donna invece si dischiude con pudore, vuole l'amore e desidera essere al centro degli interessi di un uomo. Per lei, il segno d'amore, la parola d'amore sono vitali in una relazione e questa dimensione del rapporto esclusivo con l'amore contribuisce a fare dell'anoressia una malattia specificamente femminile.

Che ruolo gioca la madre nella vita psichica di una donna? E, ancora, come possiamo condensare brevemente il ruolo del legame madre-figlia nelle donne anoressico-bulimiche?

U.Z.M. Per rispondere a questa domanda siamo obbligati a ritornare al cosiddetto «complesso di Edipo». La posizione del bambino, alla nascita, è quella di essere, in senso psicoanalitico, un oggetto che svolge per la madre una funzione di completamento della sua mancanza. Gli esseri umani sono abitati, al cuore del loro essere, dalla mancanza. Siamo esseri mancanti perché la nascita implica la rottura di un legame con il corpo materno; nella vita intrauterina siamo indistinti dal contenitore che ci sviluppa; venire alla luce implica sempre, da questo punto di vista, un trauma. L'ingresso nella vita ci fa perdere l'unità con l'altro e questa è la prima fondamentale esperienza di perdita. Siamo separati per sempre dalla nascita, la quale, tuttavia, lascia in noi la sua traccia. Venire alla luce implica l'emozione di un evento grandioso e doloroso allo stesso tempo; ci getta nella perdita e nella dipendenza assoluta dall'altro materno, dalle sue cure e dal suo nutrimento. Ma anche per la madre la nascita implica una perdita: quella del sentimento di completezza che il grembo gravido offre alla donna. Al bambino manca il ventre materno e alla madre manca la pienezza della gravidanza.

Il primo tempo dell'Edipo è dunque segnato dall'assorbimento del bambino nella posizione di oggetto che chiude la mancanza della madre. È una posizione comoda, dolce, dove la mancanza sembra affievolirsi nell'amore e nelle cure. Ma le cose non possono andare avanti così all'infinito, perché la coppia madre-bambino non è sola: c'è il padre che vi deve giocare il suo ruolo fondamentale.

La funzione del padre, nel secondo tempo dell'Edipo, è quella di separare la coppia originaria, sganciando il bambino dalla posizione in cui lo colloca la nascita: quella di identificarsi con l'oggetto che manca alla madre. È bene far presente che il desiderio della madre, oltre a esprimersi nella cura amorevole, ha una componente più drammatica: il *voler reintrodurre in sé il suo frutto*. La posizione di una donna che diventa madre implica un desiderio che ha una sfumatura mortifera e cannibalica: non separarsi dal bambino e trattenerlo per sempre con sé. La funzione del padre gioca qui il suo potere vitale. Ma come?

Separare la madre dal bambino non significa recidere l'immaginario cordone ombelicale che li lega attraverso una pura autorità impositiva, ma – e qui bisogna fare attenzione – l'operazione paterna riesce solo se il padre è l'*oggetto del desiderio della madre*. In sostanza, affinché il bambino si stacchi dalla sua posizione potenzialmente pericolosa, la madre deve essere anche la donna del padre e riconoscere in lui l'uomo che ama e desidera. A sua volta il padre deve desiderare e amare la donna che ha reso madre. Solo così la madre può spostarsi dal bambino e il bambino può non venire aspirato cannibalicamente dalla madre. In effetti il padre introduce una «castrazione simbolica» che agisce simultaneamente sul bambino e sulla madre come un doppio interdetto: il bambino non potrà essere l'oggetto che colma in modo esaustivo l'essere mancante della madre e la madre, a sua volta, non potrà recuperare il proprio frutto.

La madre rende operativa la funzione separatrice del padre, amandolo. A sua volta il padre deve poter riconoscere nella madre la donna che desidera. Se queste due condizioni del desiderio vengono mantenute sufficientemente salde all'interno della coppia, il bambino troverà la strada libera per dare slancio al suo desiderio e immaginare oggetti d'amore al di fuori della madre.

In assenza del padre reale sulla scena familiare, a causa di una separazione o della sua scomparsa, la madre deve poter avere comunque una passione che la stacchi dall'attaccamento assoluto al figlio. Questa passione può non essere necessariamente quella per un altro uomo, ma la cosa importante è che, nelle parole con cui la madre parla del padre assente, vi siano i segni della stima e dell'amore. La funzione paterna non ha in effetti bisogno della presenza fisica del padre per essere operativa; piuttosto egli si rende consistente e operativo *attraverso le parole della madre*. È questo un tema sul quale Lacan ha particolarmente insistito: l'autorità simbolica del padre è veicolata dalle parole della madre, ovvero da come la madre parla di lui.

Alla luce di questa logica propria della triangolazione edipica, l'anoressia-bulimia può essere vista anche come un effetto del cattivo funzionamento del ruolo paterno. Le testimonianze delle donne anoressico-bulimiche portano alla luce con puntualità le multiformi configurazioni del dissesto del desiderio tra i coniugi e il suo riflesso patologico sulla figlia.

La funzione simbolica del padre può essere alterata in molti modi: il padre non ama la madre, o la madre non ha altri oggetti di passione al di fuori della figlia; la madre non riconosce al padre dignità maschile, lo espelle dalla scena familiare e ne tratteggia gli aspetti più negativi e deteriori; il padre ama la figlia di un amore che sfuma nell'innamoramento, ne fa la sua fidanzata ideale, instaura con lei un rapporto a due che elimina quella distanza simbolica che è fondamentale alla libertà del desiderio della figlia; o, al contrario, il padre ignora la figlia, la trascura, si dimostra troppo preso dalle sue faccende personali, dalla sua professione, apparendo sempre lontano, assente, distratto, egoista.

Sulla giovane donna pesano in effetti due possibilità di sofferenza opposte: *essere divorata o essere abbandonata*. In entrambi i casi solo apparentemente antitetici, l'anoressia può divenire per lei una soluzione in grado di preservarne la soggettività attraverso il senso di autonomia che il rifiuto alimentare illusoriamente procura. Effettivamente, la clinica ci mette di fronte a narrazioni di storie familiari dove lo sviluppo della malattia alimentare rivela che dietro lo scontro con il cibo, la persona è legata strettamente, per eccesso o per difetto, per troppa presenza o distratta assenza, a uno dei genitori. Vi sono dunque anoressie che si sviluppano come chiaramente indirizzate al padre; sono un appello al padre, o il tentativo di sfuggire al suo imbarazzante interesse. E vi sono invece anoressie, e di solito sono le più gravi, che cercano di sottrarsi alla presa della madre restando però inossidabilmente agganciate alle sue parole, alle sue idee, ai suoi gusti e talvolta al suo odio o alla sua follia.

In tutti i casi, le anoressie-bulimie mostrano un dato centrale: la distanza simbolica tra il soggetto e l'altro è saltata, travolta da un eccesso di presenza o da un'assenza.

Quando nel rapporto con la madre, il privato della figlia è abolito e tutto deve essere trasparente, ogni segreto rivelato, ogni slancio criticato in partenza, e ogni parola, atto o comportamento sregolato della madre si scarica sulla figlia, l'anoressia può essere una manovra con cui separarsi dalla dimensione soffocante della presa materna. Quando una madre rinuncia al suo desiderio di donna, chiudendo tutto il suo essere nella funzione materna, nutrendo con la sua pappa e la sua presenza asfissiante ogni vuoto della figlia, trattenendola a sé come unica fonte di soddisfazione, caricandole sulle spalle il peso della sua condizione, può essere ancora l'anoressia la manovra di separazione con cui cercare di mantenere le distanze.

La risposta anoressica istituisce, in effetti, una separazione tra la figlia e la madre, in assenza di una figura paterna capace di compiere la sua funzione simbolica di regolazione. Questa separazione può anche finire per condurre verso l'amenorrea come somatizzazione che può indicare un rifiuto della maternità, un rifiuto odioso della relazione con l'elemento materno.

Nella clinica si osserva frequentemente un cattivo funzionamento del padre, che non solo non si istituisce come oggetto d'amore della madre, ma che la figlia stessa non riesce a elevare a oggetto d'amore sufficientemente significativo, tale da permetterle di elaborare con più facilità il lutto della separazione dalla madre. Come abbiamo già visto, sia per il maschio che per la femmina, il primo oggetto d'amore è la madre, ma mentre nell'Edipo maschile l'interdizione paterna al godimento della madre spinge il maschio a orientare il suo desiderio verso un oggetto che ha lo stesso sesso della madre, per la femmina la scelta d'amore deve ricadere su un oggetto di sesso opposto a quello della madre. E il secondo oggetto d'amore della bambina è il padre. Solo il padre potrà farle il dono simbolico di un amore che troverà nel prosieguo della vita modo di compiersi con un uomo. Il padre permette alla figlia, tramite la delusione del desiderio incestuoso edipico di avere un figlio da lui, l'accesso all'amore e alla maternità che si attuerà al di fuori dello scenario edipico.

Sappiamo perché l'adolescenza è l'età critica per le anoressie-bulimie: perché non c'è separazione simbolica durante l'infanzia, ma al suo posto c'è la fissazione della figlia in una posizione regressiva all'interno del raggio d'azione materno. E comunque il padre, che sarebbe l'agente di questa separazione, per tante ragioni non ha o non vuole fare la sua parte presso la madre o presso la figlia. In questo senso, l'anoressia è una sospensione della femminilità che comincia nell'infanzia, dove vengono a mancare i sostegni simbolici che costruiscono le trame della femminilità, e si compie nella pubertà con l'esordio della malattia, la quale ci indica drammaticamente che una persona non può affrontare da sola il lavoro di soggettivazione del proprio corpo sessuato e della propria immagine.

Nell'infanzia, tra madre e figlia si gioca una partita che si concentra intorno all'immagine del corpo materno, ai tratti della sua femminilità o all'assenza di questi. La madre costituisce l'appoggio identificatorio fondamentale per una bambina; è innanzitutto colei che deve insegnare alla figlia a essere donna; l'esempio materno non riguarda tanto il campo del desiderio, nel quale interviene la figura del padre, quanto quello dell'immagine del corpo, della significazione della femminilità, che nella donna possiede ovviamente un rilievo enorme. La madre deve poter trasmettere alla figlia un'immagine della femminilità non annichilita, senza però per questo generare una rivalità odiosa tra le generazioni, come avviene per esempio in quei rapporti madre-figlia dove i confini generazionali appaiono incerti e la madre anziché offrirsi come modello identificatorio intrattiene con la figlia un rapporto fortemente ambivalente, di accesa rivalità.

Restiamo allora su questi temi dell'amore e dell'odio che ci sembrano fondamentali per interrogare l'esperienza anoressico-bulimica. Uno di voi ha scritto che l'anoressica, scegliendo di non mangiare, rifiuta il mondo dell'avere e reclama il suo diritto di essere, e ha proposto una definizione dell'anoressia non come un disturbo dell'appetito ma come una «malattia dell'amore». Possiamo approfondire ulteriormente questo punto?

M.R. Nel mio libro *L'ultima cena: anoressia e bulimia*, pubblicato nel 1997, avevo cercato di porre in evidenza la connessione tra l'attuale diffusione epidemica della malattia e le società industrialmente più avanzate, dominate dal mito del consumo fine a se stesso e dal mito feticistico dell'immagine che rende, appunto, l'immagine un nuovo idolo a cui sacrificare la vita. A livello soggettivo, bulimia e anoressia costituiscono, come ho già avuto modo di affermare anche nelle pagine precedenti, la declinazione patologica di questi due miti tipici delle società a capitalismo avanzato. Il soggetto bulimico incarna, infatti, il mito puro del consumo per il consumo: trita, mastica, ingoia tutto. Ma questo «tutto», alla fine di ogni abbuffata, rivela in realtà la propria totale inconsistenza. In questo modo chi è affetto da bulimia svela anche l'inganno intrinseco al discorso del capitalista: il consumo infinito di oggetti non è sufficiente a colmare il vuoto che abita il soggetto. Non esiste, in effetti, la possibilità di acquistare il dono d'amore, per sua natura senza prezzo, fuori mercato, gratuito. Il soggetto anoressico dal canto suo, rifiutando la logica del consumo, mettendo in crisi l'offerta dei beni dell'Altro (materno e sociale), si vota al culto narcisistico del corpo-magro. Culto privato, autistico, antisociale. Culto mortifero, che conduce a una consunzione senza ritorno. Culto perverso dell'immagine di cui nella nostra epoca patisce non solo l'anoressica ma tutta la società.

Questi due miti corrispondono in realtà, come abbiamo visto, a due imperativi sociali: il godimento a ogni costo e il valore assoluto attribuito all'immagine. Un'illusione comune li attraversa: annullare la dimensione essenziale della realtà umana, ovvero la dimensione della mancanza. Nel godimento compulsivo dell'oggetto e nel culto infatuato dell'immagine del corpo-magro non è in gioco forse la promessa di estinguere in modo risolutivo la mancanza che accompagna inevitabilmente l'esistenza? A mio parere, questa è la nuova funzione storica che assume, nei paesi industrialmente più avanzati, la falsa democrazia del mercato: riempire di godimento e di immagini il soggetto perché non manchi di niente, dimenticando, però, che la mancanza nell'essere umano non è un deficit da correggere, ma la condizione vitale dell'esistenza e di ogni sua realizzazione creativa. Così, il soggetto bulimico divora ogni cosa e quello anoressico si desensibilizza da ogni emozione proprio per non sentire più il pungolo della mancanza. Ma senza mancanza – che pure angoscia profondamente l'essere umano – si perde la condizione per rendere creativa l'esistenza. In questo senso il discorso sociale attuale si schiera contro la mancanza e sembra avere una risposta per tutto. «Hai un problema? Chiamaci!» – recitava tempo fa lo slogan di un cartellone pubblicitario. La mancanza viene ridotta alla parodia di una *pseudomancanza* che può essere risolta facilmente attraverso il consumo dell'oggetto o attraverso la seduzione dell'immagine. Così, la società moltiplica le sue offerte all'infinito. Ma è proprio all'apice del consumo, rappresentato, nel suo aspetto più patologico, dall'abbuffata bulimica, che il soggetto si ritrova a confrontarsi con la stessa insoddisfazione di partenza. Tutto il pane del mondo, in effetti, non è sufficiente a sanare l'essere umano dalla mancanza che porta con sé.

Con la definizione dell'anoressia-bulimia come *malattia dell'amore* intendevo emancipare i cosiddetti disturbi alimentari da semplici disfunzioni comportamentali della macchina-corpo. Mi interessava invece mettere in rilievo il carattere relazionale di questi disturbi. Questo legame tra anoressia e amore è stato ben colto già da Winnicott quando osservava come la presenza nei bambini di disturbi dell'appetito andava ricondotta a un *dubbio del bambino nei confronti dell'amore materno*. Incontriamo del resto molto frequentemente situazioni di esordio dell'anoressia chiaramente legate a un lutto, a una perdita di un oggetto d'amore significativo, oppure a una cattiva, quando addirittura non traumatica, iniziazione al discorso amoroso. Una mia paziente, divenuta anoressica dopo la rottura improvvisa di una relazione significativa, interpretò da sé la sua scelta dell'anoressia come una risposta al trauma del tradimento. Con l'anoressia poteva finalmente evitare ogni tradimento perché si sarebbe concentrata a senso unico su se stessa, sul controllo delle calorie, del peso ecc., escludendo così il mondo dei rapporti sentimentali da ogni suo interesse. L'anoressia aveva avuto per lei una funzione di anestesia affettiva. Affermava di vivere come «gelata», priva di emozioni. Allo stesso modo possiamo verificare facilmente come un segno importante di guarigione sia il riattivarsi di un interesse libidico verso l'altro sesso o, più in generale, verso il mondo delle relazioni affettive. Questo segno è per noi di gran lunga più significativo dell'aumento di peso o del ripristino di una condizione «normale» dell'alimentazione. Se l'anoressia è un congelamento della vita, la cura dell'anoressia consisterà in una sua rivivificazione. Si tratta, come si esprimeva un'altra paziente, di «recuperare la sensibilità degli arti, delle mani, delle gambe, delle dita, del corpo intero così come succede a qualcuno che si è assiderato e che deve lentamente riacquisire il contatto con il proprio corpo».

Ma restiamo ancora un momento su questa tesi generale che pone l'anoressia-bulimia come malattia non dell'appetito ma dell'amore. Partiamo da una definizione essenziale dell'amore. Si tratta di una strana ma decisiva definizione formulata da Lacan che ho già ricordato: *l'amore è dare all'altro quello che non si ha*. Infatti dare all'altro quello che si ha è piuttosto semplice, soprattutto quando ciò che si dà è posseduto in abbondanza e non priva il soggetto che lo offre. È questa una ragione fondamentale che esclude la presenza e la diffusione dell'anoressia in quei paesi dove il cibo è un bene prezioso, o in periodi storici di carestia, quando il dono del cibo implicherebbe che qualcuno se ne privi, dunque che doni con il cibo anche la sua mancanza. Al contrario, nelle società del benessere il cibo circola in un'abbondanza nociva, come dimostra per esempio il fenomeno della diffusione epidemica dell'obesità. L'anoressica dice «no» al cibo perché non si accontenta che le venga dato solamente ciò che l'altro ha. La sua domanda, in quanto domanda d'amore, è al di là del registro dell'avere. Non è una richiesta di qualcosa ma una richiesta speciale: che l'altro le doni la sua mancanza. Possiamo constatare che l'amore non entra nella logica del consumo; non è una merce che si compra, non è un bene disponibile sul mercato. L'anoressia è un'educazione sentimentale dell'altro all'amore, laddove l'Altro (familiare e sociale) tende invece a confondere l'amore col prendersi cura. Il suo insegnamento è semplice: «Non voglio da te cibo, cure, merci, ma voglio la tua mancanza, voglio il tuo amore!» L'anoressica sceglie, dunque, come ha affermato Lacan, di mangiare il «niente». Perché il niente mostra che una totalità di cose, una montagna di regali non fanno l'amore. È il tema centrale della teologia di Lutero. Cosa sono le opere se non sono sostenute dalla fede nell'altro, dall'amore dell'altro?

In questo senso l'anoressia è il modo col quale un soggetto sopravvive come soggetto del desiderio. È un modo col quale il soggetto prova a schiodarsi dall'altro, da un altro che non vuole lasciarlo andare e che però non è in grado di donare il segno della sua mancanza. In questo senso l'anoressia, se salva il soggetto da un desiderio materno sregolato, dal rischio del divoramento, è ciò che il soggetto ha di più prezioso. C'è dell'orgoglio nell'anoressia. Essa si sostituisce quasi al nome proprio del soggetto. È, per così dire, la sua carta d'identità. Allora non possiamo procedere nella cura mirando all'estirpazione del sintomo, togliendo così al soggetto ciò che ha di più prezioso. Non si tratta di aggredire l'anoressia, di vincerla, di piegarla. La cura non è una battaglia, un braccio di ferro per fare mangiare il soggetto. Spesso ci sono già i genitori coinvolti in questa lotta senza fine contro il sintomo. Noi non puntiamo a far tornare l'appetito – di cui, tra l'altro, nessuna anoressica manca. Noi, casomai, puntiamo a far tornare il desiderio. Solo se il soggetto si riabbona al suo proprio desiderio può in effetti tornare anche a mangiare. Questo riabbonamento al desiderio è per noi l'obiettivo fondamentale della cura. Si desidera sempre sullo sfondo della mancanza. Nell'anoressia, invece, troviamo proprio l'incapacità di tollerare la mancanza e dunque l'incapacità di accedere al desiderio. C'è qui un'ambiguità di fondo nel rapporto tra l'anoressia e l'altro. Da una parte l'anoressia è una manovra disperata di separazione dall'altro, dall'altra è l'impossibilità di sopportarne la mancanza. Quando l'anoressica si lamenta dell'oppressione dei genitori, delle amiche, dei fidanzati ecc., in realtà si sente niente senza genitori, amiche, fidanzati...

L'anoressia non è dunque solo il rapporto del soggetto col cibo. In fondo gli esseri umani si comportano col cibo come con le persone. L'anoressia non ne fa niente. La sua è un'anestesia del corpo. È l'irrigidimento del corpo in modo tale che da esso vengano espulse tutte le passioni. Anoressia è distruzione, azzeramento del desiderio. È fare del desiderio un deserto. È facile allora scorgere la doppia faccia dell'anoressia. È una malattia dell'amore perché per amore l'anoressica è disposta a morire, ma è anche una negazione del desiderio perché l'inibizione anoressica impone una cancellazione del desiderio dal corpo. L'anoressia è così un ideale che vorrebbe cancellare la pulsione sessuale, il corpo sessuato. Operazione che si rivela però logicamente impossibile, come dimostrano le crisi bulimiche. In questo senso la posizione anoressica è effettivamente disperata. Binswanger l'ha assimilata a quella di un alpinista che essendo salito troppo in alto si ritrova nell'impossibilità di muoversi; non può più né salire né scendere.

La cura dell'anoressia deve tener conto di questa sua doppia faccia. Non incalzare direttamente il sintomo, ma lavorare invece perché il desiderio – ammalato d'amore – si scongeli, torni a vivere. E se il desiderio tornerà a vivere, anche l'appetito ritroverà il suo ritmo...

L'idea dell'anoressia-bulimia come malattia dell'amore deve però essere completata mettendo in evidenza un ulteriore versante della questione: quello più amaro, più scabroso, ovvero il versante dell'odio. Potremmo allora affermare, ricorrendo a Lacan, che le anoressie-bulimie sono *malattie dell'odioamorazione*. Si tratta di un neologismo che, come si vede, mette insieme precisamente l'odio e l'amore. La psicoanalisi, in fondo, ci insegna con Freud che l'odio è costantemente l'altra faccia dell'amore, ovvero che non possiamo considerare l'odio come qualcosa che è semplicemente alternativo all'amore. Al contrario, le vicissitudini umane dell'amore mostrano l'ambivalenza fondamentale che unisce amore e odio. Tale ambivalenza non è in effetti un disturbo della vita affettiva, ma una sua paradossale condizione di fondo. Può così accadere che un oggetto che inizialmente si odiava, che provocava ripulsa o avversione, diventi in seguito un oggetto d'amore, un oggetto che attrae. Ma si può all'inverso constatare come alla fine di un rapporto d'amore, l'oggetto che è stato profondamente amato possa diventare di colpo massimamente odiato. Queste torsioni dell'ambivalenza indicano che lo scambio continuo tra la dimensione dell'odio e quella dell'amore non è una patologia dei sentimenti, ma la loro struttura profonda. «Io ti amo, ma poiché non posso averti integralmente, poiché la tua esistenza non può essere fagocitata nella mia, poiché tu persisti come un'alterità irriducibile, straniera, io ti odio».

Si potrebbe vedere la faccenda dal lato della donna: che cosa la spinge a farsi torturare dal suo amante, dal suo oggetto amato? È evidente che quando parliamo di odio e amore e del loro «impasto pulsionale», come direbbe Freud, ci inoltriamo in un campo oscuro che la psicoanalisi definisce «al di là del principio di piacere». Con questa espressione di Freud intendiamo affermare che ciò che governa l'essere umano non è – diversamente che nell'animale – la pura ricerca del proprio bene, del proprio piacere, del proprio benessere. In fondo, esagerando un po', potremmo dire che per tutti gli esseri umani l'esperienza naturale del piacere come equilibrio e armonia è impossibile. Il godimento è ciò che definisce l'esperienza umana dell'al di là del principio di piacere. Nel godimento, infatti, non vi sono né armonia né equilibrio, ma *eccesso*. Il godimento è qualcosa che mescola il piacere e la sofferenza. Se l'apparato psichico rispondesse a una logica animale-istintuale, di fronte a un legame che provocasse sofferenza e tormento un soggetto non ci penserebbe due volte a cambiare partner con la stessa reazione istintuale che avrebbe nell'allontanare la mano da un carbone ardente. Ma le cose psichiche non rispondono al principio utilitaristico di piacere. L'essere umano tende a indugiare, a lasciare la propria mano sul carbone ardente e il proprio cuore in balia di un partner che fa soffrire. Anzi: *l'essere umano tende a scegliere il carbone ardente non sebbene esso provochi dolore, ma proprio perché esso è in grado di provocarlo.* In psicoanalisi questo attaccamento al male è noto come fenomeno della «coazione a ripetere», nel quale il soggetto è spinto enigmaticamente a ripetere esperienze dolorose. Senza il punto di vista prospettico del godimento non si può capire alcunché di una malattia come l'anoressia-bulimia. Un soggetto anoressico che non mangia, che arriva a pesare poco più di venti chili, che si sottopone a esercizi massacranti, oppure un soggetto bulimico che mangia e vomita fino a venti volte al giorno, fino a rompersi lo stomaco, presentano comportamenti che non si spiegano se facciamo riferimento a una logica dell'istinto, cioè alla logica animale del principio di piacere; sono, infatti, comportamenti che ci indicano che l'essere umano è attratto spaventosamente da un godimento che è al di là del principio di piacere. Direi che questa deve essere la prospettiva di fondo in cui situare queste patologie. Il problema della cura sarà come disinnescare l'attaccamento a questo piacere maledetto, a questo godimento così rovinoso e pericoloso per la vita.

Potete approfondire il riferimento all'obesità, che sembra rimanere assente in questo discorso?

M.R. La prima volta che mi posi l'interrogativo sull'origine dei cosiddetti disturbi alimentari ero bambino e mi trovavo di fronte al pollaio di mio nonno nella campagna lombarda dove sono cresciuto. Era allora molto popolare una canzone il cui ritornello diceva: «Le galline non sono animali intelligenti...» Mi soffermavo spesso davanti al pollaio del nonno nei lunghi pomeriggi estivi nei quali si doveva ammazzare il tempo, osservando con un certo stupore l'agitarsi frenetico delle galline, il loro beccare e deglutire in continuazione. Trovai un giorno una risposta fulminante al mio interrogativo. Mi dissi: «Se mangiano sempre, quando avranno il tempo per pensare?» Ne dedussi che la loro mancanza di intelligenza era dovuta a un eccesso di presenza nella loro vita quotidiana dell'oggetto-cibo. Questa presenza assorbiva il mondo intero, diventava, per le galline di mio nonno, il loro mondo a scapito però del mondo, del mondo come possibilità di esperienze nuove.

Questo piccolo apologo del pollaio non vuole essere irriguardoso per chi patisce di disturbi dell'alimentazione ma si presta piuttosto a riassumere in modo elementare la nostra condizione nell'epoca in cui domina il mito del consumo dell'oggetto. Nell'ottica del discorso del capitalista siamo tutti un po' galline, siamo tutti presi nel circuito chiuso del consumo. E l'obesità ci pare la patologia che meglio illustra gli effetti devastanti di questo circuito. Il soggetto obeso infatti accumula in sé – secondo un meccanismo di assimilazione continua, incessante, infinita – una quantità illimitata di oggetti, è un soggetto intasato di oggetti a tal punto da sentirsene soffocato. Negli Stati Uniti l'obesità infantile è divenuta una vera e propria piaga sociale. I bambini occidentali vivono una condizione di *obesità generalizzata*: non esiste più per loro un'esperienza possibile del vuoto, del tempo morto, dell'assenza. Non è casuale che l'obesità, diversamente dall'anoressia, abbia il suo tempo di innesco privilegiato non nell'adolescenza ma proprio nell'infanzia. Essa è infatti una patologia che indica una difficoltà del soggetto di staccarsi, di separarsi dall'altro. In questo senso è il paradigma di ogni patologia di dipendenza.

La diffusione epidemica dell'obesità è l'indice dell'affermazione sociale dell'oggetto di consumo come promessa – illusoria – di saturare ogni vuoto. In realtà però il paradosso dell'obeso è di sentirsi vuoto pur essendo pieno. Il suo riempirsi infatti non raggiunge mai un livello sufficiente di soddisfazione. Per questa ragione la spinta a mangiare si rilancia infinitamente.

Il dramma che si consuma nell'obeso è l'imprigionamento nel proprio corpo. Mentre l'anoressica usa il suo corpo come un ostaggio per ricattare il suo altro dell'amore, cioè sequestra il corpo per utilizzarlo come strumento di potere sull'altro, nel soggetto obeso il corpo appare piuttosto come una prigione, come una camicia di forza. Il corpo è vissuto letteralmente come un peso estraneo. Il soggetto non lo sente come suo ma lo vive come una specie di armatura che è costretto a indossare. Questa armatura non funziona però come uno strumento di ricatto – come accade per il corpo anoressico – ma come uno scudo, come una difesa paradossale dall'incontro inquietante con il desiderio dell'altro. In questo senso anoressia e obesità si incrociano, poiché in entrambe si manifesta un tentativo di desensibilizzazione, di anestesia delle emozioni: con la differenza che nell'obesità questa desensibilizzazione viene ottenuta per addizione, mentre nell'anoressia per sottrazione. Ma in ogni caso è possibile affermare che sia l'apatia anoressica sia lo scudo dell'obesità servono al soggetto per ripararsi dalla turbolenza della vita affettiva. Sono entrambi tentativi di aggirare l'angoscia che inevitabilmente comporta l'incontro con il desiderio dell'altro.

Ma ritorniamo alla considerazione che nelle società occidentali ci troviamo di fronte a una sorta di obesità generalizzata. Il vuoto non diventa oggetto d'esperienza ma deve essere semplicemente otturato. Il rischio diventa così quello di smarrire la virtù educativa del vuoto da cui possono sorgere il desiderio, il pensiero e, più in generale, ogni atto creativo. Il corpo troppo pieno dell'obeso si difende dall'angoscia del vuoto, ma finisce per generare un'angoscia ancora più terribile: *l'angoscia di un pieno che soffoca e cancella il soggetto*.

Una differenza evidente separa l'anoressia dalla bulimia, sebbene, come abbiamo più volte ripetuto, esse siano due facce della stessa medaglia. Nell'anoressia in primo piano c'è l'esperienza del rifiuto, mentre nella bulimia troviamo quella della divorazione. Sappiamo anche come la divorazione bulimica sia una forma di compensazione: secondo Lacan, attraverso il consumo infinito dell'oggetto del bisogno – l'oggetto-cibo – il soggetto cerca di compensare l'assenza del segno d'amore nell'altro. L'esperienza clinica ci ha anche insegnato che tanto meno il segno d'amore ha abitato l'altro, tanto più la pulsione a riempirsi dell'oggetto-cibo si manifesterà nel soggetto in modo intenso e drammatico. Esiste infatti un'alternanza tra la presenza del segno d'amore e quella dell'oggetto del godimento: dove non c'è segno c'è oggetto che prova a compensare l'assenza del segno. Anche l'obesità mette in moto questo movimento compensatorio di fondo. Il mangiare continuo dell'obeso risponde anch'esso, in una logica compensativa, alla frustrazione della domanda d'amore. Ma l'obesità non è riducibile alla bulimia. Innanzitutto perché mentre la divorazione bulimica si associa al rifiuto – la bulimica deve eliminare dal proprio corpo ciò che ha ingurgitato –, la divorazione dell'obesità appare piuttosto come una continuità senza fratture, senza picchi, senza discontinuità. Così, mentre nella bulimia il vuoto e il pieno del corpo si mantengono in tensione, nel senso che al riempimento delle abbuffate solitamente segue lo svuotamento attraverso il vomito, nell'obesità il vuoto sembra venire a mancare. Il soggetto appare come troppo-pieno e il suo corpo come un *corpo costantemente ingozzato*. Al posto dell'alternanza dell'addizione e della sottrazione che caratterizza l'oscillazione bulimica abbuffata-vomito, troviamo l'annientamento quotidiano del vuoto, il suo riempimento compulsivo. Nell'obesità non c'è alternanza ciclica di vuoto e di pieno – come nella bulimia –, ma un pieno che deve essere mantenuto costante. Un troppo-pieno che allontana il soggetto dall'altro, lo desensibilizza, lo difende dal rischio del desiderio. L'angoscia dell'obesità è in effetti quella del soffocamento: il corpo si dilata, si gonfia, immobilizza il soggetto, diventa un peso, un ingombro estraneo. È un'angoscia causata dalla «mancanza della mancanza», come direbbe Lacan. Ogni interstizio del corpo viene riempito, ma questo riempimento, anziché dare soddisfazione, diventa per il soggetto un fattore d'angoscia. Qualcosa di analogo avviene nella vita del bambino occidentale: il vuoto è otturato. Le camerette si trasformano in piccole e grottesche postazioni Nasa, la mancanza viene schiacciata sul bisogno e il bisogno viene costantemente soddisfatto con l'offerta di oggetti di consumo continuamente rinnovati. Il tempo deve essere anch'esso riempito di appuntamenti, uno dietro l'altro. L'agenda di un bambino occidentale assomiglia sempre più a quella di un piccolo manager: corsi, appuntamenti, programmi televisivi da non perdere ecc. Il bambino occidentale non ha più alcuna confidenza con la mancanza. In questo senso l'obesità dilaga non solo come fenomeno patologico, ma soprattutto come atteggiamento collettivo, come un *esorcismo di massa nei confronti del vuoto*.

Noi sappiamo che tutte le grandi e le piccole opere creative – la costruzione di Venezia come l'accensione di un fuoco – si fondano sul vuoto. Venezia è costruita sul vuoto e per accendere un fuoco è necessario che tra i ceppi di legna vi sia del vuoto, come spiegava l'ormai antico *Manuale delle giovani marmotte* che, più o meno al tempo delle visite al pollaio del nonno, era una delle mie letture preferite. «Peccato che le marmotte non possano parlare alle galline», pensavo...

Esistono momenti della vita, esperienze, incontri che si configurano come condizioni tipiche di esordio dell'anoressia-bulimia? Vi sono segnali che possono annunciare il rischio della malattia?

U.Z.M. Dobbiamo distinguere le congiunture di esordio della malattia, ovvero le circostanze tipiche in cui l'anoressia-bulimia tende a manifestarsi, dai segnali che solitamente annunciano la malattia. Tra questi uno è sicuramente costituito dall'interesse crescente che il soggetto mostra nei confronti del cibo e del suo potenziale calorico nonché dall'attenzione costante al proprio peso. Un altro segnale è la tendenza a disertare la tavola, ovvero a non condividere più con gli altri il momento dei pasti. Si tratta di un segnale simbolicamente rilevante perché mette in luce la dimensione di ritiro e di rifiuto che accompagna questa malattia. Abbandonare la tavola, disertare il convivio familiare può annunciare lo scatenamento della malattia.

Diverso è il ragionamento che possiamo fare intorno alle congiunture tipiche di esordio. Nessuna delle ipotesi fatte intorno a questo tema – ad esempio, che l'anoressia-bulimia sia la risposta all'incontro della donna con il corpo sessuato, o che sia il rifiuto della pubertà o di un lutto particolarmente doloroso – deve essere presa come l'unica causa scatenante. In tutte c'è della verità, ma, ad esempio, la pubertà non è la sola età critica, perché la casistica indica che la malattia può manifestarsi in tutte le fasi della vita, dall'infanzia all'età adulta.

Massimo Recalcati nella *Clinica del vuoto* ha isolato almeno cinque congiunture di scatenamento tipiche dell'anoressia-bulimia. La prima coincide con l'incontro con il campo della sessualità, con il corpo sessuato. Esiste una gradazione anche in questa prima congiuntura, che dipende essenzialmente dalla struttura clinica che soggiace al fenomeno anoressico-bulimico. Nelle anoressie psicotiche, ad esempio, il rifiuto del cibo è una forma di difesa dall'invadenza distruttiva, non regolata da alcuna legge, di un godimento maligno, mentre nelle anoressie a struttura nevrotica il digiuno si può inquadrare come una risposta all'incontro con il corpo sessuato e con i conflitti «morali» che questo incontro suscita nel soggetto. L'esperienza puberale del campo della sessualità può infatti caratterizzarsi per un vissuto di ambivalenza (erotizzazione e rifiuto dell'erotizzazione del corpo), e la scelta anoressica è fatta proprio per congelare questa ambivalenza. La difesa dal proprio corpo pulsionale e l'incontro con un aspetto abnorme del godimento dell'altro (per esempio l'incontro con certe manifestazioni senza veli del godimento di un padre o di una madre, o della coppia parentale stessa) possono configurare l'anoressia nevrotica anche come un tentativo di difesa nei confronti della realtà sessuale del proprio corpo e del corpo dell'altro.

Durante l'adolescenza troviamo spesso gli esordi anoressici coincidere con un viaggio all'estero, un trasloco, una separazione temporanea dalla famiglia; oppure la vediamo svilupparsi in concomitanza con un lutto, una perdita. In questi casi l'anoressia non si mette in relazione al corpo e al godimento, ma all'esperienza della separazione dall'altro, secondo una manovra di difesa o di realizzazione della separazione dall'altro. Per citare un esempio, una paziente di quattordici anni sviluppò un'anoressia quando i genitori le comunicarono la decisione di trasferirsi in un'altra città e lo fecero senza interpellarla in alcun modo; lei si trovò così a perdere il suo mondo all'improvviso e l'anoressia diventò un modo per dire di «no» all'altro, per separarsi dalla sua volontà e riconquistare una posizione e un diritto di parola soggettivo.

Le separazioni matrimoniali, ma anche un aborto, e più in generale tutte quelle esperienze dove è in gioco una perdita, possono diventare occasioni scatenanti quando il lavoro del lutto non viene compiuto adeguatamente e il soggetto si identifica con l'oggetto perduto lasciandosi trascinare via insieme a questo; l'anoressia in questi casi è una manovra di separazione fallimentare che non avviene in modo simbolico, ma passa direttamente nel reale perché il soggetto resta identificato con l'oggetto perduto, alienato all'altro. La separazione diventa cioè la separazione del soggetto dalla vita stessa. Per questa ragione la separazione anoressica è in realtà l'indice di un'angoscia della separazione che mostra un rapporto debole del soggetto con il suo desiderio. Il soggetto si protegge da questa angoscia – dall'angoscia di separazione – identificandosi con l'anoressia, facendo dell'anoressia una barriera nei confronti dell'instabilità che ogni esperienza di separazione può suscitare nel soggetto.

Una terza congiuntura tipica è legata all'esordio delle esperienze amorose. Mai come in questi casi l'anoressia e la femminilità si trovano congiunte nel punto che rende l'essere della donna legato profondamente al segno d'amore, alla mancanza dell'altro. Il tradimento da parte di un fidanzato può risultare insopportabile e la scelta anoressica è in fondo una manovra di sospensione della domanda d'amore. L'essersi affidata all'altro produce una ferita che l'anoressia si incarica di curare, ricompattando al tempo stesso l'essere del soggetto attraverso l'identificazione stabilizzante nella malattia, con il suo potere di controllo e la sua padronanza. L'esperienza d'amore è rischiosa perché espone al capriccio del desiderio dell'altro e la risposta anoressica, come quella della tossicomania maschile, diventa un modo radicale di opporsi all'amore.

La quarta congiuntura riguarda quella che chiamiamo «rottura della coppia immaginaria». L'esempio clinico può essere quello di una coppia di gemelle che vivono l'infanzia in una simbiosi perfetta, trovando nella loro unione magica, telepatica, un rifugio sicuro da un padre vissuto come una forza bestiale e paurosa e da una madre assente e capricciosa. La rottura della coppia gemellare, determinata dall'iscrizione delle sorelle in due scuole diverse nel tempo del passaggio al liceo, produce in una delle due sorelle una reazione di tipo psicotico-paranoico nei confronti dei compagni di classe, dai quali si sente perseguitata e disprezzata. L'anoressia si produce in questo momento come tentativo di ricucire il delirio e di riparare la separazione dalla sorella che fungeva da appoggio identificatorio indispensabile. Le rotture brusche di legami dove il soggetto è «una sola cosa con l'altro» – il tradimento di un marito ad esempio, o la fine di un'amicizia intensa – possono generare questo svuotamento abissale del corpo e dell'essere. In questi casi, il ricorso all'anoressia sostiene il soggetto e sostituisce lo stare in coppia. Solitamente questo accade nelle anoressie psicotiche nelle quali l'anoressia consente alla psicosi di non esplodere nonostante la perdita del sostegno identificatorio fornito dal partner.

L'ultima congiuntura di esordio riguarda i casi in cui il soggetto viene esposto al godimento sregolato dell'altro. L'anoressia risulta essere qui un tentativo di preservarsi come soggetto, sfuggendo alla presa folle dell'altro. Nei casi di abuso sessuale subito dalle pazienti, l'anoressia può essere un argine che il soggetto erige tra sé e l'altro abusante. La regolazione ferrea autoimposta dal soggetto con la sua anoressizzazione risulta a tutti gli effetti un modo per regolare l'irregolarità del godimento dell'altro. L'anoressia diventa una scelta forzata per salvare il proprio essere dall'aggressione dell'altro.

L'anoressia-bulimia è una patologia che investe profondamente il corpo. La cura della parola può essere efficace? Non è meglio rivolgersi al potere chimico dello psicofarmaco? Esistono poi diverse prospettive terapeutiche: terapie cognitivo-comportamentali, terapie sistemiche, terapie psicoanalitiche. Qual è il vostro giudizio sulla loro efficacia?

M.R. L'anoressia è una malattia cosiddetta psichica, mentale, che però più di ogni altra mette a rischio la sopravvivenza del corpo; c'è il rischio che il soggetto muoia... e non si può fare una psicoanalisi del cadavere... quindi bisogna porre come preliminare a ogni possibile trattamento la centralità della sopravvivenza, della vita del soggetto.

Esistono patologie, tra cui l'anoressia e la bulimia, che sembrano resistenti sia al trattamento farmacologico sia al trattamento della parola. Alcuni autori ritengono l'anoressia-bulimia non analizzabile, ovvero refrattaria, per principio, ai possibili benefici di una terapia psicoanalitica. Mara Selvini Palazzoli, per citare un nome tra i più autorevoli, è stata condotta proprio dalle difficoltà incontrate nel trattamento con pazienti anoressiche a optare, invece che per un approccio individuale di tipo psicoanalitico classico, per un lavoro di tipo sistemico sull'intera famiglia della paziente.

Come può in effetti una cura della parola, quale quella psicoanalitica, avere presa su una patologia che implica così gravemente il corpo del soggetto? L'anoressia-bulimia è un disturbo cosiddetto mentale che ha però la caratteristica di coinvolgere in modo drammatico il reale del corpo. Di qui, se si vuole, la sua parentela col fenomeno psicosomatico dove, diversamente dai fenomeni isterici di conversione, non siamo di fronte a un corpo che parla attraverso i suoi sintomi, ma a un corpo leso e silenzioso, un corpo muto che soffre. Le alterazioni neuroendocrine (amenorrea, bradicardia, caduta dei capelli, cute secca, intolleranza al freddo), quelle dell'apparato muscolo-scheletrico (miopatie, osteoporosi, disidratazione con conseguente ipotassemia, atrofie, erosioni dentarie) e quelle di ordine meccanico-traumatico (traumi ossei nell'anoressia e gastrointestinali nella bulimia) coinvolgono il corpo non solo a livello della sua immagine (coinvolgimento che resta, come abbiamo visto, il vero tarlo delirante dell'anoressia-bulimia), ma soprattutto a livello della sua sopravvivenza reale.

L'angoscia per la sopravvivenza del corpo nel trattamento dell'anoressia è un'esperienza decisiva. Essa – lo abbiamo già detto – coinvolge innanzitutto i genitori, ma inevitabilmente si riflette anche nella relazione terapeutica. Il terapeuta sarà investito da quest'angoscia e dovrà essere in grado di sopravviverle, come condizione fondamentale da assicurare nella cura.

Ma torniamo alla questione su come una terapia fondata sul potere della parola possa incidere su una patologia che investe così radicalmente la dimensione del corpo. La mia opinione in proposito è che l'uso classico dell'interpretazione psicoanalitica con questo tipo di pazienti – spesso già in possesso di un sapere sconfinato sull'anoressia – non funzioni. La ricerca del corpo-magro dell'anoressica e la passione irrefrenabile per il cibo della bulimica sono, come tali, non interpretabili, nel senso che nessuna interpretazione può modificare di per sé queste posizioni del soggetto, per la ragione che né la ricerca del corpo-magro dell'anoressica, né la passione per l'oggetto-cibo della bulimica hanno un valore metaforico.

Nella pratica psicoanalitica l'interpretazione è efficace solo laddove vi siano dei sintomi che per il soggetto si costituiscono secondo lo schema linguistico della metafora. Per fare un solo esempio, l'impotenza sessuale nell'uomo può metaforizzare un timore inconscio nei confronti di una madre fallica, cioè autoritaria, sopraffattrice, che gli ha impedito di assumere una posizione virile. In questo caso avremmo a che fare con una metafora sintomatica, dove un significante (l'impotenza sessuale) prende il posto di un significato rimosso (il timore verso la madre fallica). L'interpretazione sarà efficace se condurrà il soggetto a cogliere il senso inconscio del suo sintomo. Al contrario, nell'anoressia e nella bulimia non pare esserci nessun senso inconscio da cercare. Tutto sembra chiaro, in piena luce. L'anoressica tende, infatti, a non considerare l'anoressia come una malattia. Di qui la sua cosiddetta «onnipotenza narcisistica»... dunque l'esatto contrario dell'impotenza! La bulimica, invece, soffre acutamente per il suo stato ma, come il tossicomane, attribuisce la causa della sua sofferenza all'esistenza dell'oggetto-cibo. È il cibo che fa soffrire! Non c'è niente da scoprire! È tutto evidente. «Basterebbe inventare un alimento ricco di sapore ma senza calorie per vincere la bulimia», mi disse innervosita una paziente bulimica. Anche in questo caso non c'è nessun significato inconscio da cercare. Tutto sembra svolgersi alla luce del sole. Tutto sembra ruotare intorno al cibo e al peso. La difficoltà maggiore che incontriamo nell'impostare una cura psicoanalitica con queste pazienti consiste nel rompere questa certezza granitica che la malattia si riduca a un problema di peso o di cibo, per condurre il soggetto a parlare finalmente di sé.

Il presupposto decisivo, quanto elementare, sul quale si sostiene la nostra attività terapeutica consiste nel considerare l'anoressia e la bulimia non come malattie dell'appetito, non come disturbi dell'alimentazione, ma innanzitutto come posizioni soggettive. Abbiamo ripetuto più volte che non è l'appetito il malato da curare. L'anoressico-bulimica non sta male perché vive per il cibo ma vive per il cibo perché sta male. È questo un principio che vale in realtà per tutte le forme di dipendenza patologica: non è vero, come crede falsamente il soggetto intossicato, che tutto il male derivi dalla sostanza, ma è il suo star male che lo obbliga a ricercare nelle sostanze (alcool, droga, cibo) un rimedio alla sua sofferenza.

Se vale questa indicazione preliminare, anoressia e bulimia non si curano allora correggendo l'alimentazione con prescrizioni dietologiche, alimentazioni forzate, ricoveri, farmaci. L'errore fatale di questi interventi è scambiare la causa per l'effetto. Invece di scardinare il sintomo si finisce solitamente per rafforzarlo. Per definire l'eventuale efficacia di una cura, bisogna prima chiarire che cosa si tratta davvero di curare. Se in effetti si parte dal presupposto ingenuo che sia l'appetito a essere malato, la cura avrà come obiettivo naturale quello di ripristinare una dimensione cosiddetta «normale» dell'alimentazione. Ma l'impotenza nella quale spesso si trovano le cure orientate da questo principio evidenzia l'errore di partenza. E anche quando accade di dover necessariamente e forzatamente ridurre il disturbo alimentare, per esempio in quei casi che espongono il soggetto a un rischio vitale, questa normalizzazione tende a non permanere nel tempo ma piuttosto a dissolversi rapidamente.

Anche le terapie di stampo cognitivo-comportamentale, ovvero centrate sul sintomo-bersaglio, confondono fatalmente la causa con l'effetto. Questa almeno è la nostra opinione. Esse si sforzano di normalizzare una funzione alterata, di riequilibrare il rapporto tra il soggetto e il cibo, tra il suo senso di fame e quello di sazietà, ma non si interessano davvero del soggetto, della particolarità della sua storia, delle ragioni che lo hanno condotto verso il disastro tremendo dell'anoressia-bulimia e dell'eventuale paradossale tornaconto che esso ricava da questa sofferenza. Concentrandosi sul sintomo-bersaglio, finiscono per lasciare in margine la parola più particolare del soggetto e vengono totalmente assorbite dal problema di trovare il modo più adeguato per raddrizzare e normalizzare il comportamento alimentare alterato. Queste terapie più che al desiderio del soggetto rispondono alla domanda dei genitori che di solito è una domanda angosciata e che a sua volta tendenzialmente non si interroga sulle ragioni profonde che hanno condotto il soggetto verso il dirupo dell'anoressia-bulimia ma si attende semplicemente che la propria figlia torni a essere normale, cioè a mangiare in modo normale, il più rapidamente possibile.

Nella prospettiva delle terapie cognitivo-comportamentali il sintomo indica in generale l'alterazione patologica di una funzione o di un comportamento. Da questo punto di vista, l'anoressia e la bulimia sono letteralmente dei disturbi della funzione dell'alimentazione: in quest'ottica, il malato non è il soggetto, ma, appunto, l'appetito. In modo analogo, se il sintomo investisse altre funzioni, come quella del sonno, dell'umore o dell'apprendimento, avremmo conseguentemente disturbi del sonno, dell'umore o dell'apprendimento. La pratica terapeutica che deriva da una concezione del sintomo come alterazione di una funzione, consiste nel recupero della normalità di quella funzione: il ripristino della fame nell'anoressica e del senso di sazietà nella bulimica. La guarigione si misurerebbe così sul ripristino di comportamenti alimentari cosiddetti «normali». La riabilitazione della funzione alterata può avvenire attraverso metodiche più o meno coercitive; per esempio utilizzando le procedure psicologico-comportamentali del rinforzo (comportamenti giudicati sbagliati vengono puniti, mentre quelli giudicati corretti vengono premiati), o quella più soft della messa a fuoco cognitiva delle procedure di controllo del proprio corpo e delle sue emozioni.

La nostra concezione della cura adotta la prospettiva della psicoanalisi. Questo significa innanzitutto che noi abbiamo una diversa concezione del sintomo. Infatti, in tale prospettiva il sintomo non indica semplicemente l'alterazione di una funzione della macchina-corpo, ma manifesta quello che in termini tecnici Freud chiamava il «ritorno del rimosso» e che noi possiamo chiamare come il ritorno di una verità sul proprio essere che il soggetto, per ragioni diverse, insiste nel rifiutare, nel non voler sapere, dunque che non è disposto ad accettare. Nella prospettiva della psicoanalisi il sintomo non è una disfunzione ma un messaggio prezioso perché contiene la verità più intima di un soggetto. Per questo nel corso di una cura non bisogna precipitarsi a risolvere il sintomo senza aver prima condotto il soggetto a decifrare il messaggio latente che esso contiene. A cosa mi serve l'anoressia? Qual è la verità che non voglio vedere? Quali tornaconti ciò che mi fa soffrire in realtà produce nella mia economia di godimento?

Se si parte da questa prospettiva è evidente che non si tratta tanto di correggere il sintomo riabilitando la funzionalità normale della macchina-corpo, ma di farlo parlare, ovvero di decifrare il suo valore di senso per il soggetto e di mostrare la sua economia paradossale: «L'anoressia-bulimia mi procura sofferenza, ma questa sofferenza contiene una serie di interessi e di tornaconti secondari per me fondamentali».

Come abbiamo già ricordato, la pratica terapeutica cognitivo-comportamentale non fa riferimento all'inconscio, almeno così come lo intende la psicoanalisi. L'obiettivo fondamentale che la anima è quello di modificare un comportamento che causa sofferenza al soggetto qui e ora. Il soggetto è l'oggetto del trattamento, mentre il clinico si pone come colui che sa correggere questo comportamento inadeguato e che si impegna attivamente nell'apportare questa correzione; egli è, in altre parole, il vero soggetto della cura. La psicoanalisi rovescia questa prospettiva: il vero soggetto della cura è qui il paziente. È lui che parla, che domanda, che interroga; è lui che produce i sogni, che racconta la sua vita, che cerca le parole che gli mancano; è lui che attribuisce un valore di verità al suo sintomo. Ed è piuttosto il terapeuta che si pone nella posizione di oggetto, ovvero in una posizione che, attraverso una certa passività, mette al lavoro il soggetto, lo coinvolge direttamente nell'interrogazione intorno a se stesso, senza anticipare in maniera autoritaria gli esiti di questo lavoro. Dunque, mentre la terapia cognitivo-comportamentale si mantiene nella stessa linea della medicina clinica tradizionale – anche qui il soggetto è l'oggetto del trattamento, mentre il curante è la figura del clinico che si occupa del suo paziente –, nella terapia psicoanalitica ciò che conta è innanzitutto la parola del soggetto, la sua storia irripetibile, il modo in cui il soggetto stesso la interpreta e la reinterpreta alla luce del suo presente e del suo futuro; e, soprattutto, la nuova alleanza che il soggetto può riuscire a stabilire con il proprio inconscio che è il luogo dove risiede il suo desiderio più proprio, più particolare. Dunque, se la terapia cognitivo-comportamentale dei disturbi alimentari è finalizzata al ripristino della funzione normale dell'appetito, un trattamento a orientamento analitico è invece finalizzato a ripristinare un buon rapporto con l'inconscio. Da questo punto di vista il criterio di guarigione non può essere schiacciato sul recupero dei valori cosiddetti «normali» della macchina-corpo. I suoi indici non possono essere ridotti all'aumento di peso o al ripristino di una normale alimentazione; di solito tutto questo lo otteniamo in un tempo successivo a quello che serve al soggetto per impadronirsi di un pezzo «rimosso» della sua storia. Si può dire che per noi la modificazione del sintomo è un effetto che si produce, come si esprimeva Lacan, in «sovrappiù», ovvero che scaturisce dall'incontro del soggetto con la sua propria verità o, meglio, con quella verità di sé che tendeva a rifiutare e di cui non conosceva il senso.

Per quel che riguarda invece le terapie farmacologiche, direi che noi non siamo ostili all'uso mirato degli psicofarmaci, anche se riteniamo che essi non possano assorbire integralmente il processo di una cura, che cioè gli psicofarmaci da soli, sganciati da una terapia dello psichico, non siano uno strumento di cura efficace. Nondimeno, in certe situazioni di angoscia, di crisi, di tendenza al passaggio all'atto autolesivo, il loro utilizzo risulta indispensabile, come quasi sempre avviene nei casi di anoressie-bulimie psicotiche. Ma noi non crediamo che sia la cura *tout court*; piuttosto una condizione che può rendere possibile lo svolgimento di una cura. Tuttavia ciò che sosteniamo non coincide nemmeno con la cosiddetta «terapia integrata», che in fondo è la somma di diversi saperi specialistici applicati al paziente, la quale rischia di frammentare la soggettività del paziente in una molteplicità di organi malati. Noi sosteniamo non tanto una cura integrata, quanto piuttosto una «cura orientata»; una cura che pur utilizzando diversi contributi specialistici (psichiatrico-farmacologico, endocrinologico, nutrizionistico ecc.) resti una cura orientata, appunto, psicoanaliticamente.

La cura analitica non ricorre ad alcuna sostanza chimica. È una cura della parola che avviene attraverso il transfert, dunque attraverso la relazione che si sviluppa tra paziente e analista. Gli psicofarmaci intervengono a un altro livello, quello del sistema neuronale. Ma se, come ho detto, in certe forme gravi di anoressia-bulimia o di obesità, il ricorso ai farmaci è indispensabile, restiamo piuttosto scettici riguardo alla loro funzione terapeutica per la regolazione dell'appetito – per ridurlo o indurlo –, così come il loro uso in ambito ginecologico al fine di ripristinare il ciclo mestruale in pazienti sofferenti di amenorrea ci lascia francamente molto perplessi. Questo non significa che un soggetto in amenorrea non possa beneficiare di un trattamento ormonale, se non è un trattamento insistito e se, soprattutto, la paziente è disposta a riavere nuovamente le sue mestruazioni. Anticipare il trattamento ormonale rispetto a quello psicologico, cioè al tempo dell'elaborazione soggettiva, sarebbe tuttavia come mettere il carro davanti ai buoi.

È difficile dal punto di vista medico trovare una spiegazione razionale per la «pulsione autodistruttiva» che anima quasi diabolicamente i comportamenti anoressico-bulimici o quelli dei soggetti obesi. Come si può provare a spiegare in termini biochimici la tendenza di un soggetto a rifiutare di nutrirsi nonostante la fame, questa sì davvero divorante, fino all'inedia estrema, fino alla morte? Oppure la tendenza a mangiare e vomitare anche venti volte al giorno, o quella a riempirsi di cibo fino a scoppiare? In effetti, ci troviamo, qui, di fronte a un fenomeno tanto terribile quanto enigmatico. L'essere umano, come abbiamo già detto, non persegue il proprio bene prima di tutto. Anzi, se si vuole, la tendenza fondamentale degli esseri umani è proprio di *cercare quello che fa male*. È ciò che Freud chiamava «pulsione di morte»: l'essere umano è posseduto da una spinta incoercibile a perseguire un *godimento che attenta alla sua stessa vita*. Ne vediamo una manifestazione clinica nell'anoressia, nella bulimia, nella tossicodipendenza, nell'alcolismo, nelle forme gravi di obesità. Il soggetto cerca affannosamente di raggiungere un godimento che non coincide col suo bene, ma che si rivela, appunto, distruttivo, devastante, diabolico... La vera questione della cura è, allora: come fronteggiare questo godimento che è al di là di ogni piacere? Come temperare quest'impulso autodistruttivo? Problema che si complica ulteriormente se si considera che la scelta anoressica è di solito motivata dall'esigenza di trovare un riparo nei confronti dell'inquietudine della vita. L'anoressia, infatti, funziona come una cura vera e propria, una cura autoindotta che il soggetto ha trovato per fronteggiare un proprio malessere di fondo, un disagio che di solito, come abbiamo più volte ricordato, emerge nell'età prepuberale e adolescenziale in giovani smarrite e in crisi di fronte al grande compito di separarsi dall'«altro» familiare.

Attualmente non esistono studi che confermino in modo definitivo una causa organica per queste patologie. Diverse ricerche sembrano approdare ogni volta a risultati scientificamente sorprendenti e clamorosi – scoperta del gene della bulimia, dell'anoressia ecc. – ma tutto resta poi sempre indeterminato. La correlazione tra disturbi psichici e alterazioni organiche è certamente un fatto, ma dedurne che la causalità principale sia organica è un abuso teorico. E in ogni caso per noi non è questo il punto, perché la psicoanalisi e le cosiddette neuroscienze intervengono in modi differenti su territori differenti e, aggiungerei, irriducibili tra loro. In alcuni casi si può constatare facilmente l'efficacia di un intervento farmacologico sul tono dell'umore, sulla regolazione del sonno, oppure – anche se molto raramente nella mia esperienza – sulla riduzione della fame bulimica. L'intervento medico-farmacologico agisce mediante sostanze chimiche valutate in grado di produrre determinati effetti sul paziente e la clinica del farmaco si fonda su questa centralità della sostanza chimica che viene prescritta dal medico al paziente. La psicoanalisi, invece, opera attraverso la parola, l'ascolto e il transfert e considera decisivo condurre il soggetto a interrogarsi sul senso dei suoi sintomi e sui loro tornaconti economico-libidici. In effetti la psicoanalisi, per quanto questa possa forse sembrare una formulazione un po' retorica, è innanzitutto una ricerca della verità...

Un'altra prospettiva terapeutica nella cura dell'anoressia-bulimia è quella sistemica. Essa si appoggia sulle tesi di Mara Selvini Palazzoli, sviluppate soprattutto nella seconda parte del suo *L'anoressia mentale* e in *I giochi psicotici nella famiglia*. In questa prospettiva si considera che la cura del soggetto che soffre di anoressia-bulimia coincida con la terapia della sua famiglia; ciò che va curato non è il soggetto, ma il disequilibrio che caratterizza il sistema-famiglia, in quanto l'anoressia di una figlia non è altro che il segnale di un'alterazione fondamentale dell'intero sistema familiare, la spia che le leggi che lo governano non funzionano a dovere. In questo senso, la prospettiva sistemica è la più vicina a quella psicoanalitica perché non aggredisce direttamente il sintomo, ma cerca di intervenire sulle sue cause, dunque sugli equilibri relazionali che determinano il contesto familiare. Diversamente dalla prospettiva cognitivo-comportamentale, che è assillata dal recupero delle funzioni normali della macchina-corpo, l'intervento terapeutico sistemico punta sul recupero dell'equilibrio del sistema-famiglia. Nondimeno, c'è qualcosa nell'orientamento sistemico che tende a convergere con le pratiche robotizzanti delle terapie cognitivo-comportamentali: in entrambe queste prospettive terapeutiche, infatti, in primo piano non c'è mai il soggetto. Sebbene la prospettiva sistemica sia decisamente meno ingenua di quella cognitivo-comportamentale, perché include il soggetto nel contesto delle relazioni familiari, che occupano un ruolo fondamentale nella genesi e nella persistenza della malattia, anch'essa finisce per dimenticarlo, in quanto il *focus* dell'intervento terapeutico non è la parola del soggetto ma il disfunzionamento del sistema-famiglia che si tratta, appunto, di correggere. Ciò che dunque differenzia il nostro approccio da quello della terapia sistemica è il *valore particolare, irriducibile, che noi assegniamo al soggetto e alla sua responsabilità etica*. Da questo punto di vista possiamo affermare che il nostro intervento rovescia la prospettiva di fondo di quello sistemico: se quest'ultimo si muove dal sintomo del soggetto per curare l'intero sistema familiare, il nostro orientamento tratta preliminarmente il sistema familiare per poter trattare il sintomo come manifestazione soggettiva assolutamente particolare. Questo però non significa che non ci si debba occupare della famiglia. Anzi. La nostra clinica ci insegna – soprattutto quando sono implicati i pazienti più giovani o quando è in gioco un'anoressia-bulimia grave – che l'anoressia-bulimia è sempre anche una clinica dell'altro familiare. Se, infatti, si pensa di poter curare un'adolescente anoressica senza prendere in carico l'angoscia della famiglia, causata dalla malattia della figlia ma anche da una sua possibile guarigione, si rischia che la famiglia diventi un ostacolo al trattamento.

Qual è dal vostro punto di vista il rapporto tra l'anoressia-bulimia e il sistema familiare? Esistono famiglie tipiche anoressico-bulimiche? E visto che avete riaperto il problema delle cause, si può pensare davvero che la causa della malattia risieda necessariamente in un disfunzionamento nel sistema familiare?

M.R. Ernest-Charles Lasègue, che ha coniato nella seconda metà dell'Ottocento il termine clinico «anoressia», aveva già molto saggiamente evidenziato la «disperazione dei genitori» come un tratto fondamentale di questa malattia. Di fronte alla consunzione progressiva del corpo di una figlia, i genitori sono infatti inevitabilmente presi in una spirale di angoscia. Questa disperazione è accresciuta dal fatto che essi si trovano nell'impotenza. Non possono cioè essere d'aiuto alla loro figlia. Anzi, ciò che già Lasègue notava e che la clinica quotidiana suffraga ancora ampiamente è che tanto più i genitori cercano di correggere il rifiuto anoressico della figlia tanto più esso si rafforza. Per questa ragione di solito i genitori sono totalmente disorientati di fronte a questa malattia e possono arrivare a chiedere aiuto prima della figlia malata. Ma in cosa consiste la domanda d'aiuto dei genitori? Innanzitutto che la figlia si curi, per poter tornare quella di prima. Ma questa richiesta solitamente appare priva di implicazioni soggettive. I genitori portano la loro disperazione, certi che sia causata dalla malattia della figlia. Come dire: «Noi soffriamo a causa sua, fatela tornare normale e tutto tornerà a funzionare!»

Purtroppo la realtà dimostra che le cose non stanno così. In questo le riflessioni sistemiche hanno un loro valore nell'insegnarci che il sintomo di un membro della famiglia implica necessariamente l'intero sistema delle relazioni familiari. I genitori tendono invece a escludersi dal problema della figlia mentre, molto frequentemente, per non dire sempre, ne sono in realtà strettamente coinvolti. È ciò che ho definito nel mio *L'ultima cena* come il *paradosso della domanda genitoriale*: si tratta del paradosso di una domanda di cura che si sostiene, almeno inizialmente, sul sintomo della figlia, dunque di una domanda vuota, non fondata su un sintomo soggettivo. In fondo i familiari non formulano una domanda di trattamento per se stessi ma per la figlia: chiedono che a venir curato sia il sintomo della figlia. E in questo modo si deresponsabilizzano, si escludono dal processo terapeutico. L'operazione che invece cerchiamo di realizzare potrebbe essere riassunta così: produrre nella domanda dei genitori un sintomo nuovo che non sia però più rappresentato dal sintomo della figlia. In altre parole, il trattamento della famiglia dovrebbe condurre i familiari, ciascuno con le proprie responsabilità, a riconoscere la loro parte nella sofferenza della figlia, a riconoscere come spesso la sofferenza della figlia sia un vero e proprio coperchio a un eventuale disagio della coppia o ad altre sofferenze soggettive di uno dei due genitori. Da questo punto di vista noi operiamo cercando di soggettivare la posizione dei familiari, cioè di cogliere l'occasione costituita dal sintomo della figlia perché i genitori si interroghino sul loro ruolo, sull'eventuale parte che essi hanno avuto nel determinare questa situazione. Nondimeno, questa implicazione dei genitori non ci porta affatto a sostenere che la causa dell'anoressia si debba rintracciare nel cattivo funzionamento della coppia parentale o in uno dei due genitori. Nella prospettiva della psicoanalisi la responsabilità del sintomo è sempre, in ultima istanza, *una responsabilità che coinvolge il soggetto*.

È vero però che esiste anche una letteratura di stampo psicoanalitico che tende a individuare nel difetto – più o meno precoce – della relazione madre-figlia la causa determinante del disagio anoressico-bulimico. In effetti, l'esperienza di un rapporto disturbato con l'altro materno ricorre nella storia di queste pazienti come una costante frequente, nelle sue due versioni possibili: come eccessiva presenza che tende a soffocare il soggetto o come assenza indifferente, abbandonica, che non valorizza sufficientemente il soggetto. Ma questa oscillazione dell'altro materno *dalla presenza soffocante all'indifferenza abbandonica* non deve essere considerata una causa meccanica dell'anoressia-bulimia. Altrimenti, si rischia di imputare alle insufficienze della madre la causa prima della patologia, o, meglio, di fare della madre la causa della malattia *tout court*, come se essa fosse una sorta di virus dell'anoressia-bulimia. Le cose non stanno evidentemente così. Innanzitutto perché una madre è anche, oltre che la madre di una figlia, la donna di un uomo, dunque una donna con le sue passioni e i suoi desideri. Questo significa che il suo modo particolare di essere madre dipende in buona misura dal rapporto che ha stabilito con il proprio uomo. Per questa ragione nelle famiglie delle pazienti anoressico-bulimiche si trova spesso una relazione padre-madre (una relazione uomo-donna) che non funziona, o perché è animata da una conflittualità estrema o perché sbiadisce in un rapporto di totale indifferenza.

Più precisamente, ciò che in genere non funziona nei sistemi familiari anoressico-bulimici è il rapporto tra legge e desiderio. Anziché a un loro intreccio fecondo, dialettico, nel quale la legge è funzionale all'affermazione del desiderio, alla sua originalità, alla sua crescita soggettiva, ci troviamo di fronte a una loro separazione rigida, nel senso che la legge viene fatta valere contro il desiderio o il desiderio viene esibito come necessariamente antagonista, contrario, in opposizione alla legge. Questa disgiunzione è un altro tratto tipico della contemporaneità. Nell'attualità è sempre più difficile cogliere il legame tra legge e desiderio. Piuttosto si esaspera il declino della legge in nome di un desiderio sregolato che esige il suo continuo appagamento, secondo il criterio della sua soddisfazione immediata. Al contrario, ogni principio educativo ha il compito di mantenere il desiderio articolato a una legge. Per esempio, il talento di un giovane artista non può dispiegarsi pienamente senza l'ausilio di una disciplina nella sua applicazione. All'inverso, una disciplina senza talento non potrà mai dare luogo a realizzazioni artistiche interessanti e originali. Ciò che conta è sempre l'intreccio tra desiderio e legge, tra vocazione e disciplina. Dunque, la nostra tesi è che nelle famiglie anoressico-bulimiche agisca o un desiderio sganciato dalla legge o una legge formale, priva di desiderio. Da questo principio generale abbiamo estratto quattro figure tipiche che ci sembra connotino le diverse declinazioni genitoriali in queste famiglie. Si tratta di due figure di madri e di due figure di padri ricorrenti: *madre coccodrillo* e *madre narcisista*, *padre amante* e *padre norma*. Proviamo a illustrarne rapidamente le caratteristiche salienti.

La prima figura è quella della *madre coccodrillo*. Nella struttura del desiderio della madre – anche nella più amorevole madre chioccia – esiste una tendenza cannibalica a divorare il proprio frutto, esiste, secondo un'immagine molto efficace proposta una volta da Lacan, una madre coccodrillo con le fauci spalancate pronte a divorare la propria creatura. La madre coccodrillo è colei che vuole trattenere in se stessa il frutto del proprio ventre; lo tiene tra le fauci, non lo lascia andare, lo vuole tutto per sé. Il suo amore è un amore spietato che si confonde con la distruzione dell'oggetto amato, è soffocante e mortifero. La sua figura è quella della madre cannibalica che troviamo spesso nei sogni delle nostre pazienti e che assume le forme più terribili: balena divoratrice, orca tirannica, mangiatrice di fuoco, fiera insaziabile. È la madre che secondo gli antropologi possiamo ritrovare facilmente anche nella mitologia di antiche civiltà dell'Africa nera. Nella nostra cultura la madre coccodrillo è colei che ha abolito totalmente il suo essere donna nel suo essere «tutta-madre». Essa vive consacrandosi al suo frutto, annullandosi nella sua femminilità. Poiché come donna la sua esistenza ha subito degli scacchi, sarà solo attraverso la maternità che cercherà di compensare i suoi fallimenti. Sarà una *madre-tutta-madre*. Alleverà, curerà, vestirà, parlerà alla sua creatura soffocandola di attenzioni amorevoli. Sarà una piovra. Per questo nessuna delle sue cure apparirà come un vero e proprio dono d'amore. La sua preoccupazione sarà sempre quella di tenere tra le fauci ciò che vive come una sua proprietà esclusiva. È ciò che la psicoanalisi definisce come «equivalenza tra il bambino e il fallo». Si tratta di una situazione che finisce per congelare la figlia nella posizione di un vitello d'oro sacrificale. È contro questa ingordigia dell'altro materno che l'anoressica si difende con il rifiuto del cibo, dunque con una manovra finalizzata a divaricare le fauci del coccodrillo infilandovi il proprio corpo ossuto. Come nella favola di Hansel e Gretel, dove i bambini prigionieri e destinati a essere mangiati possono sfuggire al pasto cannibalico della vecchia strega solo facendo sentire, attraverso uno stratagemma, il proprio corpo come pelle e ossa. Ed ecco perché Fabiola De Clercq in *Tutto il pane del mondo* ha definito l'anoressia come un'«anti-madre»: solo attraverso il rifiuto del nutrimento e delle cure è possibile separarsi da un altro materno divoratore, affamato e senza desideri.

La seconda figura tipica dell'altro materno è quella della *madre narcisista*, che storicamente tende a prendere il posto della madre coccodrillo, costituendone per così dire il rovescio. Sono le madri emancipate dal ruolo tradizionale della madre chioccia, quelle che hanno attraversato il femminismo e la contestazione del 1968, che criticano una certa funzione sociale subalterna della maternità. Nella madre narcisista il rapporto tra la donna e la madre sembra in effetti capovolgersi rispetto alla madre coccodrillo. Per lei il problema è che la donna non venga assorbita tutta nella madre. È un'esigenza assolutamente legittima perché, in una donna, la donna e la madre devono trovare entrambe una loro possibilità di affermazione. Ma per la madre narcisista la difesa della donna può avvenire solo, appunto, narcisisticamente, dunque come *rifiuto della maternità*. Per questo la madre narcisista tenderà a non considerare la differenza generazionale e a stabilire con la figlia una relazione più di rivalità che di dipendenza. Una giovane paziente raccontò questa scena emblematica: era con sua madre di fronte a un vestito esposto in un bel negozio del centro della città. La figlia espresse il desiderio di poterlo avere. La madre sembrò accogliere la richiesta, ma una volta entrate nel negozio chiese di essere lei a indossarlo per prima e ammirandosi riflessa allo specchio decise di comprarlo per sé lasciando a bocca asciutta la figlia...

Distinguiamo ora due declinazioni tipiche della figura paterna. La prima è quella del *padre norma*. In essa predomina la legge contro il desiderio. Questo genere di padre è interessato al funzionamento burocratico della macchina-famiglia. Non si interessa dei figli, né parla direttamente con loro, ma esige che tutto sia in ordine, che tutto funzioni. Lo chiamiamo «padre norma» perché il suo unico obiettivo è che la normalità familiare sia garantita.

Non sa offrire ai figli un modello per il desiderio, ma solo incarnare un'autorità vuota. Nelle sue espressioni estreme il padre norma sconfina nel «padre educatore», dunque in un padre che non si pone nemmeno più in rapporto alla legge perché finisce per identificarsi mostruosamente con la legge. È questa la figura del padre titano, del padre giudice, del padre padrone che ritroviamo in molte storie di soggetti psicotici.

La seconda figura tipica è quella del *padre amante*. Essa indica l'effetto di un certo degrado della funzione paterna nella famiglia anoressico-bulimica, che riflette la tendenza contemporanea allo sfaldamento dell'autorità simbolica del padre. Questo sfaldamento, come dimostra bene la figura del padre amante, non deve essere semplicemente inteso come una latitanza reale. Il padre amante mostra piuttosto che il disfunzionamento simbolico della figura paterna avviene tendenzialmente per un eccesso di presenza. Il padre, in questi casi, c'è... ma c'è fin troppo! Magari al punto da assegnare simbolicamente alla figlia la posizione che dovrebbe essere di pertinenza della madre... Ciò non indica, di per sé, l'esistenza di episodi di abuso sessuale di carattere incestuoso – anche se occorre segnalare come in queste pazienti si riscontrino molto di frequente episodi del genere –, quanto un'alterazione profonda del sistema familiare, nel quale la coppia uomo-donna s'incarna in quella padre-figlia, con il declassamento, per lo più compiacente, della madre a «madre-tutta-madre». Il disorientamento che si ingenera nella figlia è profondo. L'anoressia e la bulimia si profilano, allora, come una cura possibile, un modo per mettere in questione tutto il sistema familiare, per sottrarsi a un gioco familiare pericoloso e per appellarsi a una sua ridefinizione.

Avete messo in rilievo come attraverso l'anoressia una persona possa raggiungere un rafforzamento, anche se patologico, del suo senso di identità. Per questo insistete nel dire che l'anoressia non è tanto un sintomo quanto un nome del soggetto. Ci spiegate meglio?

M.R. «Sono un'anoressica», «Sono una bulimica» sono enunciati che sembrano non ammettere discussione e che spesso ci capita di ascoltare al primo colloquio con queste pazienti. Dire «Sono un'anoressica», «Sono una bulimica» è in effetti un modo di presentarsi particolare; è una sorta di diagnosi che viene comunicata in anticipo, spesso frutto del discorso di altri (mass media, psichiatri, dietologi, genitori ecc.) più che del discorso del soggetto. Eppure è qualcosa che per il suo forte potere denotativo sembra aver sostituito addirittura il nome del soggetto.

L'anoressia e la bulimia non sono qui affatto la metaforizzazione di qualcosa, del «ritorno del rimosso», non fanno cifra per il soggetto, non sono cioè dei significanti che lo rappresentano anche se in modo enigmatico (in questo senso non sono a rigore nemmeno dei sintomi, anche se qui li chiamiamo così per non addentrarci in questioni cliniche di enorme complessità), ma il soggetto vi si reperisce, senza fessure, nel suo essere, in una sorta di identificazione senza resti. È infatti una questione di essere e non di avere. Chi sono? «Sono X», «Sono Y»... E cosa resta da aggiungere a questa autodefinizione? Niente, in fondo. Ma è proprio perché non si può aggiungere niente a questa *identificazione al sintomo* che il soggetto sembra scomparire, sembra non esistere più come soggetto particolare. Questa identificazione al sintomo si trova con grande frequenza anche nelle tossicodipendenze. L'affermazione «Sono un tossicomane» sembra precludere in effetti ogni spazio alla parola per ribadire una specie di autosoppressione del soggetto che non riesce a dirsi in nessun modo se non attraverso la sostanza che consuma. «Di cosa dobbiamo parlare se non di cibo?» mi chiedeva, un po' spaesata, in una seduta una giovane donna bulimica. Infatti, di cos'altro si può parlare fintanto che l'identificazione al sintomo è l'unico modo col quale il soggetto può presentarsi?

Come fare dunque perché il discorso si possa aprire, o, se si vuole dirlo in un altro modo, perché il sintomo (anoressico o bulimico) possa entrare in un discorso, possa essere simbolizzato?

Attorno a questo interrogativo definirei un primo tempo, strategicamente essenziale, della conduzione della cura, quello della *disidentificazione del soggetto dal suo sintomo*. Come dire: «Chi sei se non sei quella "X" con cui ti sei chiamato sino ad ora?» È un'operazione difficile perché il soggetto ha costruito la propria identificazione al sintomo per reperire una specie di falsa identità che gli fornisce comunque – pur nel paradosso atroce della sofferenza che il sintomo implica – una stabilità. È attraverso il sintomo che in effetti il soggetto ha imparato a nominarsi. E non a caso pone questa nominazione («Sono un'anoressica...») fuori discussione. Ma il punto è che si tratta di una *nominazione anonima*, perché sostenere di essere anoressica o di essere bulimica è come operare una specie di desoggettivazione e di psichiatrizzazione del sintomo. In questa *nominazione paradossale perché anonima*, il soggetto non esiste se non, appunto, come anoressico o bulimico, tanto più che le storie e le manifestazioni sintomatiche di queste pazienti sono così impressionantemente simili, ripetitive, anonime appunto, da avvalorare in pieno una simile desoggettivazione.

Se nella cura o, meglio, in una sorta di tempo preliminare della cura, non si effettua questa *separazione del soggetto dall'identificazione anonima al sintomo* nessuna domanda di cura potrà prendere corpo se non quella – falsa – schiacciata sull'urgenza del bisogno, ovvero sul reale della sostanza (mangiare, non mangiare). Credo sia questo un punto su cui intervenire è tanto necessario quanto delicato. In fondo si tratta di rettificare l'autodefinizione della paziente («Sono X»), per indurla a rilanciare un'interrogazione su se stessa altrimenti stoppata da una – falsa – verità che non può essere discussa. È per questo che nel lavoro terapeutico non ci si può accontentare di sentire: «Sono un'anoressica», «Sono una bulimica», ma si prova a riaprire, spezzando questa nominazione pietrificata, un discorso del soggetto proprio a partire (e non può esserci credo altro punto di partenza) da una «contestazione» di questa sua «indiscutibile» identificazione al sintomo.

In effetti c'è una sorta di identificazione rigida e priva di dialettica all'ideale sociale del corpo-magro, alla maschera dell'anoressia che offre ai soggetti un'identità precostituita. Siamo di fronte a una maschera nel senso winnicottiano del termine o nel senso, per fare un altro esempio, delle personalità «come se» di Helene Deutsch. Si tratta, cioè, di un uso della maschera non più in relazione al desiderio dell'altro – la maschera non serve per giocare la partita della seduzione, come avviene invece nell'isteria classica – ma come qualcosa che costituisce il soggetto stesso e che va a produrre una nuova forma di segregazione sociale. Questo è un capitolo clinico che abbiamo sviluppato in modo particolare in Italia nel corso degli anni novanta. Oggi siamo di fronte a una nuova versione della segregazione. Il corpo-magro non è un simbolo di deviazione ma di integrazione sociale. L'anoressia è in questo senso una *malattia alla moda*. In questo caso la segregazione si produce attraverso un eccesso di integrazione: tutto il contrario dell'espulsione, dell'esclusione, delle forme classiche della segregazione studiate da Foucault e da Basaglia. L'identificazione con il tratto comune – per esempio il tratto del corpo-magro – o con pratiche condivise di godimento – per esempio l'uso del cibo o della droga –

aggrega socialmente una moltitudine di individui che finiscono per formare gruppi omogenei: anoressiche, tossicomani, depressi... In questi casi il soggetto si trova nella condizione di un'alienazione identificatoria che sembra abolire la sua più propria particolarità.

La psicoanalisi cura i sintomi attraverso la relazione tra l'analista e il paziente: come avete impostato il trattamento analitico con l'anoressia-bulimia? E che effetti di guarigione si possono conseguire attraverso l'applicazione della psicoanalisi a questo tipo di disagio?

U.Z.M. Per rispondere a queste domande bisogna considerare innanzitutto un dato: le pazienti anoressiche che riescono a mantenere salda la loro intenzione di non mangiare non chiedono a nessuno di guarire, perché l'anoressia è per loro una conquista alla quale non vogliono rinunciare. Paradossalmente l'anoressia, più che come una malattia, è vissuta come una cura del disagio dell'esistenza, ovvero della sua imperfezione. Le anoressiche sanno molto bene che sottoporsi a una cura può significare perdere il controllo sul cibo e più in generale sugli affetti, sulle emozioni, sulle pulsioni che l'anoressia assicura loro. In questo senso una cura è vissuta come una minaccia potenziale all'economia chiusa che garantisce loro notevoli interessi. In realtà esse non chiedono di cambiare la loro scelta perché sono soddisfatte del potere che riescono a esercitare sul corpo e sulla spinta a nutrirsi. Solo quando perdono questa forza e cedono alla pulsione di mangiare, venendo travolte dalla spinta ad abbuffarsi di cibo e diventando bulimiche, possono domandare una cura, sperando più o meno consapevolmente di recuperare il potere perduto. Un'altra congiuntura favorevole per l'inizio di una cura si verifica nei casi di grave anoressia restrittiva, quando il soggetto constata drammaticamente di aver perduto il controllo sulla propria pulsione di controllo. Magari vorrebbe interrompere il digiuno, vorrebbe riprendere a nutrirsi ma c'è qualcosa di più forte che glielo impedisce. La percezione della perdita del controllo sulla propria pulsione di controllo si associa a volte alla percezione della propria morte come una possibilità reale, come un rischio imminente.

In generale si può affermare che, anche all'inizio di una cura, non abbiamo a che fare con persone che vogliono capire cosa accade loro. L'analista si trova di fronte a pazienti che manifestano sì un sintomo ma non pongono una vera domanda di cura. L'obiettivo clinico è quello di permettere alla persona di riflettere sul senso del suo sintomo, inserendolo nella storia della sua vita, cioè, come diciamo nel nostro linguaggio tecnico, «storicizzandolo». È una strada in salita, determinata dalla natura stessa del fenomeno anoressico-bulimico. Le anoressiche sono infatti decise a non perdere il loro potere e le bulimiche chiedono di ritornare anoressiche. Come si fa allora a sovvertire le loro posizioni?

Pensiamo sia essenziale in una cura realizzare ciò a cui ho accennato: trasformare la domanda iniziale di aiuto della persona bulimica nella ricerca, all'interno della relazione con l'analista, delle cause della genesi della malattia, ricordando gli eventi salienti della sua vita e il modo in cui li ha vissuti, affinché il sapere che elabora durante questo percorso, la spinga a modificare le scelte che ha fatto e i vantaggi paradossali che ottiene dal suo disagio. Si tratta di allentare con il tempo il legame con un godimento chiuso in se stesso, limitato al circuito del cibo e del vomito, per riallacciare la persona a un legame sociale possibile. Con l'anoressica che riesce a mantenersi tale, che dunque è felice nella sua forza di volontà, si tratta invece di cercare di realizzare nella cura un aumento di consapevolezza che incrini la sua decisione e, soprattutto, che le mostri che il gioco non vale la candela, che si possono affrontare i problemi della vita senza metterla in pericolo, che, in altri termini – come si espresse in un felice motto di spirito una paziente –, l'anoressia è davvero una «magra soddisfazione».

Questo percorso necessita di tempo e pazienza da parte sia dell'analista che della paziente e la trasformazione è possibile solo attraverso il mantenimento di una buona relazione con l'analista. Per noi la relazione è fondamentale in una cura. Attraverso il transfert, unico vero motore della cura, l'inconscio della paziente è messo al lavoro, spostando l'attenzione dal cibo alla soggettività, dall'ossessione per l'immagine del corpo-magro all'essere della persona. Solo la funzione dell'analista, che è quella di far entrare in gioco l'inconscio, rende possibile quella ricerca di verità che caratterizza una cura psicoanalitica. Questa base di sapere inconscio che l'analisi, individuale o di gruppo, permette di sedimentare e fare propria, serve nel tempo ad allentare il legame con la malattia e con i vantaggi che essa offre al soggetto.

Sembra paradossale parlare di vantaggi di fronte alle manifestazioni estreme dell'anoressia o della bulimia; ma la psicoanalisi insegna proprio questo nella sua considerazione dei sintomi umani: essi hanno un tornaconto di godimento e di identificazione ai quali il soggetto non vuole rinunciare. I sintomi hanno a che fare con l'essere della persona, oltre a configurarsi come soluzioni che proteggono da qualcosa di peggiore. Questo non significa però che vadano lasciati nella loro veste attuale, perché implicano un danno che blocca la vita e la progettualità; guarire significa fare in modo di aumentare la consapevolezza sul loro senso, di renderli meno invalidanti per chi ne soffre, promovendo la capacità di farne a meno, secondo tempi e modi assolutamente individuali e non prefissati in anticipo.

Con l'anoressia-bulimia il tornaconto sintomatico è di grande rilievo: prendere le distanze dalle relazioni umane, preservare la propria soggettività, difendersi dagli eccessi dell'altro, vivere in una dimensione di controllo delle passioni che protegge la persona dai rischi del rapporto con gli altri, sentirsi libere da ogni pressione dell'ambiente esterno, trovare una propria identità, non autentica, ma comunque capace di fornire un'identificazione alla persona: «Sono un'anoressica». La conquista di una posizione così autonoma non è facilmente abbandonabile, perché si configura come una vera autoguarigione dai rischi dell'amore e del legame.

L'esperienza clinica con i disturbi dell'alimentazione ci consente di formulare una tesi di fondo che riguarda il modo in cui pensare al sintomo: accogliere il disagio senza opporsi alla sua manifestazione palese, senza farsi sopraffare dall'urgenza che la malattia mostra e che ci spinge istintivamente a occuparci in primo luogo del fenomeno alimentare e della sua regolazione. Si tratta, in altre parole, del difficile compito di abbandonare il *desiderio di guarire*. La cura non deve essere cieca rieducazione alimentare, ma deve giocarsi sul piano della relazione analitica tra il paziente e l'analista, sul piano del transfert. L'analista deve sapere che non si può regolare il rapporto con il cibo senza capire a cosa serve il sintomo per la persona che accoglie. Forse questo è il punto più importante di tutti. Per ogni donna che sceglie l'anoressia-bulimia, il sintomo si colloca in una logica che implica l'intera vita passata con i suoi traumi, e il presente nel quale il sintomo ha ancora una funzione precisa. Bisogna allora innanzitutto ascoltare e capire a che profondità arriva il legame con la malattia per quella determinata paziente, se possiamo operare contro la malattia o se, al contrario, la malattia stessa risulta davvero così coesa alla persona da esserle indispensabile come frequentemente accade nelle versioni psicotiche dell'anoressia. Perché vi sono casi in cui è bene che l'anoressia non guarisca, casi in cui la fragilità soggettiva della persona è così alta che la funzione della malattia è quella di tenere unito l'intero essere del soggetto, il quale senza sintomo andrebbe probabilmente in pezzi. Dunque, l'ascolto e la diagnosi sulla funzione della malattia sono preliminari a ogni atto analitico pro o contro la malattia.

Il fenomeno patologico è uguale per tutte, ma la funzione che svolge nell'economia psichica è totalmente individuale. Si deve essere molto prudenti e procedere con cautela. Rispettare la funzione della malattia nella vita delle pazienti è la condizione di partenza per impostare una cura che non produca un rifiuto. E nella storia clinica di ogni anoressico-bulimica, il rifiuto delle cure che le vengono offerte si è ripetuto più volte. Generalmente un'anoressica incontra solo persone che la vogliono guarire dal suo digiuno: i medici, gli psicologi, i parenti, le équipe dei centri di cura residenziale nei quali molte di loro vengono ricoverate. Il rapporto con lo specialista è sinonimo di incontro con una volontà precisa che le vorrebbe imporre di rinunciare all'anoressia. Il più delle volte le cure non sortiscono l'effetto voluto; si possono verificare interruzioni, resistenza del sintomo, cronicizzazione della posizione anoressica, oppure la sua modificazione apparente, la ripresa dell'alimentazione durante un trattamento rieducativo severo, che sfocia solitamente in un ingresso nella bulimia. Quest'ultimo esempio implica a volte dei rischi gravi, che dipendono dal fatto che la rieducazione alimentare forzata di una donna anoressica può essere per lei un dramma dal quale non sa più liberarsi. La persona ha ripreso a mangiare e la cura sembra dare i suoi frutti agli occhi dei medici. Ma la depressione, la disperazione della paziente per la perdita della sua capacità di controllo possono intervenire in forme molto gravi, che non escludono, nei casi di personalità molto fragili, la decisione di togliersi la vita. Dunque come fare per non essere inseriti da subito nella lista degli specialisti da scartare?

Sembrerà banale, ma la *gentilezza* ha un grande potere. Essere gentili significa non odiare il sintomo, non volerlo strappare di dosso alle pazienti come un dente che fa male; la gentilezza implica uno sguardo che non giudica, che non pesa la persona come le bilance sulle quali vengono fatte salire dai medici. Il corpo non è un oggetto che catturiamo in uno sguardo indagatore e asettico, igienista, normalizzante, ma una realtà di sofferenza da accogliere con pudore e rispetto. Le donne che si ammalano molto spesso sono state un oggetto nelle mani di qualcuno. L'altro che si è occupato di loro nell'infanzia ha probabilmente amato secondo modalità che non hanno rispettato la domanda d'amore così come l'essere umano la formula: «Non fare di me un sacco da riempire, ma rispondi al mio desiderio di essere desiderata!» Senza contare che, soprattutto durante gli esordi precoci infantili dell'anoressia-bulimia, queste donne hanno dovuto subire una trafila di visite, ricoveri, trattamenti forzati, che ne hanno fatto a tutti gli effetti degli oggetti inerti nelle mani della scienza medica.

La relazione con l'analista è invece un cammino di restituzione di dignità al sintomo e alla persona. La gentilezza significa restituire soggettività e offrire ascolto a persone che sono state rese oggetto dell'Altro. Chi si occupa di disturbi gravi dell'alimentazione viene catturato dall'esigenza di curarli perché mettono a rischio la vita; ma la fretta di curare – e l'esperienza clinica conferma questo dato – non è mai una buona alleata. Guarire un'anoressica spingendola a mangiare, forzandola ad alimentarsi, non è una tecnica che ottiene in tempi lunghi buoni risultati, perché tendenzialmente spaventa la persona, sovvertendo bruscamente la sua capacità di adattarsi a cambiamenti per i quali non è ancora pronta. Il desiderio di chi cura può non valutare la possibilità effettiva della persona di rinunciare alla malattia. In sostanza, i tempi della guarigione vanno calibrati sulle forze di cui dispone chi abbiamo di fronte.

L'ascolto è centrale, come la fiducia delle pazienti nel dispositivo analitico e nella relazione con l'analista. Questa fiducia comincia dalla constatazione che il nostro intento non è quello di guarirle dalla malattia, ma di ascoltarle per fare emergere lentamente qual è per ogni soggetto particolare la sua misura di felicità. Si tratta innanzitutto di evitare di farsi scartare come incapaci di prestare attenzione alla loro soggettività. Ma questo dipende dal desiderio che muove la nostra azione: che deve essere quello di puntare non alla cura rapida, ma alla comprensione del disagio. Del resto è chiaro che se il rifiuto alimentare è un modo con cui attirare l'attenzione degli altri su aspetti intimi rimasti inespressi o maltrattati, manifestando con la magrezza la delusione circa la confusione che l'altro ha fatto tra bisogni materiali e segni d'amore, se ci poniamo cioè sulla stessa linea degli altri, considerando solo il rapporto delle pazienti con il cibo, la fiducia scomparirà in fretta. Per questa ragione, sin dall'inizio dell'esperienza con queste pazienti, abbiamo cercato soprattutto di capire ciò che non dovevamo fare! Scegliendo la strada dell'ascolto, della gentilezza, del rispetto del sintomo abbiamo adottato l'unica vera chiave per produrre trasformazioni autentiche. Il rapporto con il cibo è l'ultima cosa che va a posto in una cura, non la prima. Esso si pacifica quando, grazie al transfert, il desiderio per la vita, la femminilità e la fiducia nell'altro ridiventano vivibili e sopportabili per la paziente. Saper amare, saper desiderare, saper trattare con il desiderio dell'altro senza sfuggirgli. Per questa ragione non è raro che uno dei segni più indicativi della buona strada sulla quale la cura sta indirizzando una donna anoressico-bulimica sia un improvviso innamoramento, anche se il sintomo persiste. La rifioritura amorosa è l'indice di un cedimento dell'intenzione anoressica. Il sintomo alimentare può essere ancora presente, ma il desiderio comincia a essere più frequentabile.

Quali sono gli effetti che il transfert produce nella cura delle anoressie-bulimie? Secondo la nostra esperienza, il transfert, se si mantiene in una luce positiva, permette una serie di operazioni e di mutamenti essenziali: innanzitutto toglie angoscia alla paziente conducendola a capire che non sarà trattata come un oggetto né curata brutalmente; poi permette l'apertura dell'inconscio e la ricerca nel passato, la rimemorazione delle vicende e degli incontri traumatici e di come li ha vissuti; produce una sedimentazione di sapere che accresce la consapevolezza sulle cause e progressivamente sposta la paziente dalla fermezza con la quale insiste nella malattia; chiarisce i legami più forti nei quali è catturata, le vere dipendenze che la piegano al volere e alle parole dell'altro, sciogliendo con il tempo la forza paralizzante che esercitano sulla sua vita. La posizione d'ascolto dell'analista, che accoglie interamente la paziente e la rispetta, bonifica il campo inquinato del rapporto con l'altro e con il tempo permette l'apertura del desiderio, che si ritrova meno soffocato e spaventato, capace nuovamente di investirsi in un legame amoroso e in un progetto di vita meno distruttivo. In fondo, il lavoro analitico con i disturbi alimentari è un'operazione di decostruzione lenta delle difese, delle torri di cristallo che le pazienti hanno eretto, oppure può essere un lavoro di protezione di tali difese, come nel caso delle anoressiche psicotiche che necessitano dell'anoressia per avere un'identità.

M.R. Nella nostra pratica clinica, per cercare di rimettere in movimento delle vite che sembravano essersi chiuse su se stesse, abbiamo anche fatto ricorso al cosiddetto «piccolo gruppo monosintomatico». Si tratta di un gruppo composto da soggetti che condividono la stessa sofferenza anoressico-bulimica. La socialità del gruppo rispondeva in effetti all'esigenza primaria di rompere l'isolamento e, in questa prospettiva, il gruppo si è rivelato uno strumento potentissimo. La posizione anoressico-bulimica del soggetto si presenta infatti come ostile al legame con gli altri. Si tratta di una posizione che, come abbiamo già detto, pone il rifiuto dell'altro come sua esperienza centrale. Questo rifiuto conduce il soggetto a scegliere come partner anziché l'altro sesso, anziché un partner umano, un partner alternativo, inumano e asessuato. In questo senso l'immagine del corpo-magro riflessa allo specchio e l'attrazione irresistibile verso l'oggetto-cibo prendono il posto di ogni possibile legame sociale. È questa, se si vuole, la tendenza genericamente autistica dell'anoressia-bulimia. Dunque come fare per perturbare questo ritiro narcisistico? Per ostacolarlo? Come fare per reintrodurre il soggetto in un legame sociale possibile?

Il piccolo gruppo è stato innanzitutto un modo per forzare dolcemente i soggetti anoressico-bulimici a ritrovare una convivialità praticabile. Il luogo del convivio è il luogo dove si parla e si mangia. Ho in mente due situazioni cliniche: nella prima il soggetto in piena anoressia usava parlare molto a tavola senza però mangiare nulla; nell'altra situazione un soggetto bulimizzato mangiava forsennatamente senza pronunciare una sola parola... Come si vede la rottura del piacere del convivio si consuma sganciando la parola dall'atto del mangiare. Nel nostro caso si trattava di ricostruire simbolicamente una convivialità possibile. Il gruppo era sperimentato come un luogo che rendeva nuovamente praticabile uno scambio con l'altro. Così abbiamo provato a intendere il ritiro dalla vita dei soggetti anoressico-bulimici, ma anche di quelli obesi, come un SOS rivolto all'altro. Il soggetto si separa da ogni forma di legame, ma possiamo aiutarlo a capire che questa separazione dall'altro è anche un modo per invocare l'altro. Inserire un soggetto in un gruppo monosintomatico può facilitare questa traduzione del rifiuto in appello, del rifiuto in domanda d'aiuto. Abbiamo provato, in altre parole, a utilizzare il gruppo, l'intersoggettività del gruppo, per trattare la tendenza del soggetto anoressico-bulimico e del soggetto obeso alla solitudine autistica del suo godimento. Abbiamo provato a farlo uscire dalla sua nicchia narcisistica, che è sì un rifugio ma anche una prigione. Il gruppo offre in effetti la possibilità di sperimentare nuovamente il legame con l'altro, dando parola all'angoscia che ogni legame con l'altro provoca. Noi diciamo, un po' poeticamente, che attraverso il gruppo abbiamo provato a rimettere il soggetto alla tavola dell'Altro, in un nuovo convivio dove ciò che circola non è il reale distruttivo dell'oggetto-cibo, come oggetto di una passione maledetta, ma la dimensione simbolica della parola.

Temi

1. David S. Landes (a cura di), A che servono i padroni?
Le alternative storiche dell'industrializzazione
2. Moshe Lewin, La Russia in una nuova era
Una interpretazione storica
3. André Gide, Ritorno dall'Urss
Seguito da Postille al mio Ritorno dall'Urss
4. Laura Malvano, Fascismo e politica dell'immagine
5. Mario Silvestri, Il futuro dell'energia
6. Pietro Barcellona, L'egoismo maturo e la follia del capitale
7. Tatiana Pipan, Sciopero contro l'utente
La metamorfosi del conflitto industriale
8. Sigmund Freud e Albert Einstein, Riflessioni a due sulle sorti del mondo
Nuova edizione di «Perché la guerra?»
9. David Bidussa (a cura di), Ebrei moderni
Identità e stereotipi culturali
10. Furio Diaz, L'incomprensione italiana della Rivoluzione francese
Dagli inizi ai primi del Novecento
11. Salvatore Natoli, Giovanni Gentile filosofo europeo
12. Theodor W. Adorno, Il gergo dell'autenticità
Sull'ideologia tedesca
13. Arnaldo Bagnasco (a cura di), La città dopo Ford
Il caso di Torino
14. Albert Boime, Artisti e imprenditori

15. Pietro Barcellona, Il ritorno del legame sociale

16. Furio Colombo, Il destino del libro e altri destini

17. Sigmund Freud e Oskar Pfister, L'avvenire di un'illusione/ L'illusione di un avvenire

18. Federico Caffè, La solitudine del riformista

19. Alain Caillé, Critica della ragione utilitaria
Manifesto del Movimento antiutilitarista nelle scienze sociali

20. Cesare Pavese ed Ernesto de Martino, La collana viola
Lettere 1945-1950

21. Vittorio Gregotti, Dentro l'architettura

22. John Maynard Keynes, La fine del *laissez-faire* e altri scritti economico-politici

23. Heinrich Schwarz, Arte e fotografia
Precursori e influenze

24. André Gorz, Metamorfosi del lavoro
Critica della ragione economica

25. Serge Latouche, L'occidentalizzazione del mondo
Saggio sul significato, la portata e i limiti dell'uniformazione planetaria

26. Luce Irigaray, Io, tu, noi
Per una cultura della differenza

27. Michel Foucault, Tecnologie del sé

28. Emile Noël (a cura di), Aggiornamenti sull'idea di «caso»

29. Serge Latouche, Il pianeta dei naufraghi

30. Domenico Losurdo, Democrazia o bonapartismo
Trionfo e decadenza del suffragio universale

31. Luce Irigaray, Amo a te
Verso una felicità nella Storia

32. David F. Noble, La questione tecnologica

33. Richard C. Lewontin, Biologia come ideologia
La dottrina del DNA

34. Alphonse Dupront, Il presente cattolico
Potenza della religione, latenza del religioso

35. Paolo Flores d'Arcais, Il disincanto tradito

36. Luce Irigaray, Essere due

37. Guy Aznar, Lavorare meno per lavorare tutti
Venti proposte

38. Pierluigi Nicolin, Notizie sullo stato dell'architettura in Italia

39. Georges Corm, Il nuovo disordine economico mondiale
Alle radici dei fallimenti dello sviluppo

40. Barbara Duden, Il corpo della donna come luogo pubblico
Sull'abuso del concetto di vita

41. Maurizio Pallante, Le tecnologie di armonia

42. Domenico Losurdo, La Seconda Repubblica
Liberismo, federalismo, postfascismo

43. Aleksandr Zinov'ev, La caduta dell'«impero del male»
Saggio sulla tragedia della Russia

44. Giorgio Lunghini, L'età dello spreco
Disoccupazione e bisogni sociali

45. Mariella Berra (a cura di), Ripensare la tecnologia
Informatica, occupazione e sviluppo regionale

46. Filippo La Porta, La nuova narrativa italiana
Travestimenti e stili di fine secolo

47. Vandana Shiva, Monocolture della mente
Biodiversità, biotecnologia e agricoltura «scientifica»

48. Serge Latouche, La Megamacchina
Ragione tecnoscientifica, ragione economica e mito del progresso

49. Robert Adams, La bellezza in fotografia
Saggi in difesa dei valori tradizionali

50. Angelo d'Orsi (a cura di), Alla ricerca della politica
Voci per un dizionario

51. Claudio Pavone, Alle origini della Repubblica
Scritti su fascismo, antifascismo e continuità dello Stato

52. Luce Irigaray, L'oblio dell'aria
In Martin Heidegger

53. Rino Genovese, La tribù occidentale
Per una nuova teoria critica

54. Till Bastian, Auschwitz e la «menzogna su Auschwitz»
Sterminio di massa e falsificazione della storia

55. Tullio Aymone, Amazzonia
I popoli della foresta

56. Rossana Rossanda, Note a margine

57. Tobie Nathan e Isabelle Stengers, Medici e stregoni
Manifesto per una psicopatologia scientifica. Il medico e il ciarlatano

58. Marco Revelli, Le due destre
Le derive politiche del postfordismo

59. Tullio Regge e Maurizio Pallante, Scienza e ambiente
Un dialogo

60. Aldo Bonomi, Il trionfo della moltitudine
Forme e conflitti della società che viene

61. Vincenzo Ruggiero, Economie sporche
L'impresa criminale in Europa

62. Giorgio Agamben, Mezzi senza fine
Note sulla politica

63. Geneviève Fraisse, La differenza tra i sessi

64. Giovanni Mazzetti, Quel pane da spartire
Teoria generale della necessità di redistribuire il lavoro

65. Augusto Graziani, I conti senza l'oste
Quindici anni di economia italiana

66. Lorenzo De Carli, Internet
Memoria e oblio

67. Bassam Tibi, Il fondamentalismo religioso alle soglie del Duemila

68. Pietro Barcellona, Politica e passioni
Proposte per un dibattito

69. Mario Palazzetti e Maurizio Pallante, L'uso razionale dell'energia
Teoria e pratica del negawattora

70. Marco Revelli, La sinistra sociale
Oltre la civiltà del lavoro

71. Paolo Perulli (a cura di), Neoregionalismo
L'economia-arcipelago

72. Carla Benedetti, Pasolini contro Calvino
Per una letteratura impura

73. Jean-Louis Laville, L'economia solidale

74. Daniel Mothé, L'utopia del tempo libero

75. Isabelle Stengers, Scienze e poteri
Bisogna averne paura?

76. Giuseppe De Rita e Aldo Bonomi, Manifesto per lo sviluppo locale
Dall'azione di comunità ai Patti territoriali

77. Tonino Perna, *FAIR TRADE*
La sfida etica al mercato mondiale

78. Wolfgang Benz, L'Olocausto

79. Giacomo Becattini, Distretti industriali e *made in Italy*
Le basi socioculturali del nostro sviluppo economico

80. Giorgio Agamben, Quel che resta di Auschwitz
L'archivio e il testimone

81. Jacques T. Godbout, Il linguaggio del dono

82. Paolo Virno, Il ricordo del presente
Saggio sul tempo storico

83. Francesco Germinario, L'altra memoria
L'Estrema destra, Salò e la Resistenza

84. Vincenzo Ruggiero, Delitti dei deboli e dei potenti
Esercizi di anticriminologia

85. Filippo Barbano, Pluralismo
Un lessico per la democrazia

86. Guido Viale, Governare i rifiuti
Difesa dell'ambiente, creazione d'impresa, qualificazione del lavoro, sviluppo sostenibile, cultura materiale e identità sociale dal mondo dei rifiuti

87. Christian Marazzi, Il posto dei calzini
La svolta linguistica dell'economia e i suoi effetti sulla politica

88. Paola Cavalieri, La questione animale
Per una teoria allargata dei diritti umani

89. Jean-Louis Laville e Laurent Gardin, Le iniziative locali in Europa
Un bilancio economico e sociale

90. Raoul Vaneigem, Noi che desideriamo senza fine

91. Massimo Ilardi, Negli spazi vuoti della metropoli
Distruzione, disordine, tradimento dell'ultimo uomo

93. Roberto Marchesini, La fabbrica delle chimere
Biotecnologie applicate agli animali

94. Gianfranco Marelli, L'ultima Internazionale
I situazionisti oltre l'arte e la politica

95. André Schiffrin, Editoria senza editori

96. Osservazioni sull'agricoltura geneticamente modificata
e sulla degradazione delle specie

97. Giuseppe Goffredo, Cadmos cerca Europa
Il Sud fra il Mediterraneo e l'Europa

98. Alberto Magnaghi, Il progetto locale

99. Felice Cimatti, La scimmia che si parla
Linguaggio autocoscienza e libertà nell'animale umano

100. Serge Latouche, La sfida di Minerva
Razionalità occidentale e ragione mediterranea

101. Umberto Curi, *Pólemos.* Filosofia come guerra

102. Vincenzo Ruggiero, Movimenti nella città
Gruppi in conflitto nella metropoli europea

103. Giacomo Becattini, Dal distretto industriale allo sviluppo locale
Svolgimento e difesa di una idea

104. Michel Aglietta e Giorgio Lunghini, Sul capitalismo contemporaneo

105. Lea Melandri, Le passioni del corpo
La vicenda dei sessi tra origine e storia

106. Ermanno Bencivenga, Teoria del linguaggio e della mente

107. Klaus E. Müller, Sciamanismo
Guaritori Spiriti Rituali

108. Mario Lavagetto, Dovuto a Calvino

109. Giorgio Agamben, La comunità che viene

110. Paolo Coluccia, La Banca del tempo

111. Reinhold Messner, Salvate le Alpi

112. Jan Rocha, Assassinio nella foresta
Gli yanomami, i cercatori d'oro e l'Amazzonia

113. Jean-Pierre Berlan (a cura di), La guerra al vivente
Organismi geneticamente modificati e altre mistificazioni scientifiche

114. Ivan Cavicchi, Salute e federalismo
Forma e contenuti dell'emancipazione

115. Franco Rositi, Sulle virtù pubbliche
Cultura comune, ceti dirigenti, democrazia

116. Mariella Berra e Angelo Raffaele Meo, Informatica solidale
Storia e prospettive del software libero

117. Luigi Pintor, Politicamente scorretto
Cronache di un quinquennio (1996-2001)

118. Giorgio Agamben, L'aperto
L'uomo e l'animale

119. Patrizia Mello, Metamorfosi dello spazio
Annotazioni sul divenire metropolitano

120. Sandra Endrizzi, Pesci piccoli
Donne e cooperazione in Bangladesh

121. Carla Benedetti, Il tradimento dei critici

122. Enrico Camanni, La nuova vita delle Alpi

123. Ernesto de Martino (a cura di Luigi M. Lombardi Satriani e Letizia Bindi), Panorami e spedizioni
Le trasmissioni radiofoniche del 1953-54

124. Tonino Perna, Aspromonte
I parchi nazionali nello sviluppo locale

125. Arthur Tatossian, Edipo in Kakania
Kafka, Musil e Freud

126. Hans-Ulrich Wehler, Nazionalismo
Storia, forme, conseguenze

127. Jacques Derrida, Forza di legge
Il «fondamento mistico dell'autorità»

128. Stefano Catucci, Per una filosofia povera
La Grande Guerra, l'esperienza, il senso: a partire da Lukács

129. Michael Löwy, Segnalatore d'incendio
Una lettura delle tesi *Sul concetto di storia* di Walter Benjamin

130. Giorgio Agamben, Stato di eccezione

131. Francesco M. Biscione, Il sommerso della Repubblica
La democrazia italiana e la crisi dell'antifascismo

132. Pier Paolo Portinaro, Il principio disperazione
Tre studi su Günther Anders

133. André Gorz, L'immateriale
Conoscenza, valore e capitale

134. Ugo Bonanate, La cultura del male
Dall'idea di colpa all'etica del limite

135. Judith Butler, La rivendicazione di Antigone
La parentela tra la vita e la morte

136. Giovanni Mazzetti, Il pensionato furioso
Sfida all'ortodossia previdenziale

137. Amin Zaoui, La cultura del sangue
Fatwā, donne, tabù e poteri

138. Michel Warschawski, A precipizio
La crisi della società israeliana

139. Elvio Dal Bosco, La leggenda della globalizzazione
L'economia mondiale degli anni novanta del Novecento

141. Ermanno Vitale, *Ius migrandi*
Figure di erranti al di qua della cosmopoli

142. Domenico Gioffrè (a cura di), Il dolore non necessario
Prospettive medico-sanitarie e culturali

143. Hannah Arendt, Verità e politica *seguito da* La conquista dello spazio e la statura dell'uomo

144. Philippe Burrin, L'antisemitismo nazista

145. Günther Anders (a cura di Sergio Fabian), Amare, ieri
Appunti sulla storia della sensibilità

146. Christian Salmon e Joseph Hanimann, Diventare minoritari
Per una nuova politica della letteratura *seguito da* Un parlamento immaginario?
Conversazione con Salman Rushdie, Wole Soyinka e Russell Banks

147. Mauro Mancia (a cura di), Wittgenstein & Freud

148. Alfio Mastropaolo, La mucca pazza della democrazia
Nuove destre, populismo, antipolitica

149. Paolo Virno, Motto di spirito e azione innovativa
Per una logica del cambiamento

150. Marco Aime, L'incontro mancato
Turisti, nativi, immagini

151. Giorgio Dal Fiume, Un'altra storia è possibile
Scontro di civiltà, consenso sociale, globalizzazione

152. Serge Latouche, Come sopravvivere allo sviluppo
Dalla decolonizzazione dell'immaginario economico alla costruzione di una società alternativa

153. Angelo d'Orsi, I chierici alla guerra
La seduzione bellica sugli intellettuali da Adua a Baghdad

154. André Schiffrin, Il controllo della parola

155. Mariella Berra e Angelo Raffaele Meo, Libertà di software, hardware e conoscenza
Informatica solidale 2

156. Włodek Goldkorn, La scelta di Abramo
Identità ebraiche e postmodernità

157. Giuseppe Maione, Lo stato a una dimensione
George Bush e il nuovo corso della politica americana (2000-2005)

158. Pietro Greco, La Città della Scienza
Storia di un sogno a Bagnoli

159. Alessandro Amadori e Andrea Di Stefano, Il nuovo capitalismo dei furbetti
Immobiliaristi, banche e cooperative deviate

160. Marco Aime, Gli specchi di Gulliver
In difesa del relativismo

161. Alessandro Casiccia, Democrazia e vertigine finanziaria
Le avventure del cittadino in una società proprietaria

162. Massimo Recalcati e Uberto Zuccardi Merli, Anoressia, bulimia e obesità